Paul Geiger

Beitrag zur Kenntnis der Ipoh-Pfeilgifte

Pharmakognostische Mitteilungen über einige zur Herstellung von Ipoh verwendete Giftpflanzen

bremen university press

Paul Geiger

Beitrag zur Kenntnis der Ipoh-Pfeilgifte

Pharmakognostische Mitteilungen über einige zur Herstellung von Ipoh verwendete Giftpflanzen

ISBN/EAN: 9783955622404

Auflage: 1

Erscheinungsjahr: 2013

Erscheinungsort: Bremen, Deutschland

bremen
university
press

BEITRAG

ZUR

KENNTNIS DER IPOH-PFEILGIFTE

MIT EINEM ANHANG:

PHARMAKOGNOSTISCHE MITTEILUNGEN ÜBER EINIGE ZUR HERSTELLUNG VON IPOH VERWENDETE GIFTPFLANZEN.

PAUL GEIGER

BASEL
BUCHDRUCKEREI M. WERNER-RIEHM
1901.

INHALTS-VERZEICHNIS.

EINLEITUNG.

Das Studium der Pfeilgifte ist nach mehreren Richtungen höchst interessant.

Wir finden, dass seit alter Zeit und an den verschiedenen Orten auf der Erde die Menschen es verstanden haben, die Wirkung ihrer früher primitiven, direkt mechanisch wirkenden Waffen durch Hinzuziehen giftig wirkender Pflanzen- und Tierstoffe zu verstärken. Ich erinnere daran, dass die alten Schriftsteller uns zahlreiche Nachrichten aufbewahrt haben über die Verwendung von solchen Stoffen bei Völkern und Ländern, bei denen sie heute verschwunden sind. Indessen liegt die Zeit auch bei uns noch gar nicht so weit zurück, wie man wohl a priori annehmen möchte; so verwendeten nach dem Zeugnis des Gregor von Tours, des Geschichtsschreibers der Franken, diese letztern im IV. Jahrhundert vergiftete Pfeile im Kampfe gegen Quintus, den Feldherrn des Kaisers Maximus (Grégoire de Tours «Historia Francorum» lib. II cap. IV).

Von den Dalmatiern sollen noch im VII. Jahrhundert vergiftete Pfeile verwendet worden sein. Das Gesetz der Bayern von 630 enthält Strafbestimmungen gegen den Gebrauch von vergifteten Waffen (Malbec et Bourgeois [55]).*

Ferner erinnere ich daran, dass noch jetzt Völker, die von der europäischen Kultur wenig oder gar nicht berührt sind, dergleichen verwenden. Aber auch da ist der Gebrauch vergifteter Pfeile in raschem Abnehmen begriffen und es ist wohl die Zeit nicht mehr ferne, wo das letzte Pfeilgift vor dem Pulver und Blei verschwunden sein wird.

---

* Die im Text hinter den Autornamen eingeklammerten Zahlen beziehen sich auf das alphabetisch geordnete Litteraturverzeichnis am Schluss der Arbeit.

Vor hundert Jahren noch war die Verwendung von Pfeilgiften in Süd-Afrika ganz allgemein; jetzt werden sie nur noch von Buschmännern in Kalaχari benützt (Zeitschr. für Ethnologie, Organ der Berliner Gesellschaft für Anthropologie, Ethnologie und Urgeschichte 1894, S. 272).

Wie mir Prof. Dr. H. Schinz mitteilt, sollen im äquatorialen Afrika noch zahllose Stämme sich der Pfeilgifte bedienen. Die Südgrenze, wo die Verwendung aufhört, liegt im Osten am Sambesi, im Westen an der Nordgrenze des Hererolandes.

Ferners sollen im südlichen Centralafrika die Jäger ihre «Schrotkörner» vergiften und zwar verwenden sie hierzu ihre Pfeilgifte.

Wir erkennen darin ein Übergangsstadium vom Gebrauch vergifteter Pfeile zur Annahme unserer modernen Schusswaffen.

Die Zusammensetzung der Pfeilgifte und die Stoffe, die dazu Verwendung gefunden haben, sind ausserordentlich mannigfaltig (vgl. L. Lewin [53]).

Wenn wir beim genauern Eindringen sehen, dass dabei mancherlei widersinniges Zeug zusammengekocht wurde, so müssen wir doch zugestehen, dass die Menschen es im grossen und ganzen verstanden haben, aus dem ihnen zu Gebote stehenden Material an Pflanzen und Tieren das Geeignetste für ihren Zweck herauszusuchen und in sachverständiger Weise zuzubereiten.

Unsere Kenntnis der Pfeilgifte und speciell ihrer Zusammensetzung ist im allgemeinen eine ziemlich unvollkommene. Dies hat seinen Grund darin, dass die Völker, die sie verwenden, meist ängstlich bestrebt sind, ihre Kunst, hauptsächlich dem Europäer gegenüber, zu hüten.

Oft genug sind in einem Volk oder Stamm auch nur einige wenige im Besitze des Geheimnisses der Zusammensetzung und Zubereitung. (Vgl. von Humboldts Beschreibung der Bereitung des Curare-Giftes, Hauff: Alexander von Humboldts Reise in die Äquinoktial-Gegenden des neuen Kontinentes Bd. IV, S. 80.)

Während so manche dieser Gifte, besonders solche, die nur in engerem Kreise verwendet werden, kaum dem Reisenden und durch ihn dem Forscher bekannt geworden sind, haben andere in weiteren Kreisen ziemlich grosses Aufsehen erregt.

Dies gilt erstens von solchen, deren Verwendung sich auf ein grösseres Gebiet erstreckt; dann von solchen, deren Wirkung eine besonders kräftige und energische ist und endlich von solchen, deren Kraft die Europäer, als sie in diese Gegenden eindrangen, in empfindlicher Weise fühlen mussten.

Ich erinnere an das südamerikanische Curare-Gift, über das wir durch Boehms [7] ausgezeichnete Untersuchungen jetzt verhältnismässig gut unterrichtet sind; aber noch mehr gilt dies vielleicht für das im malayischen Archipel und auf der malayischen Halbinsel gebrauchte *Ipoh-* oder *Upas-Pfeilgift*.

Ich gebrauche im folgenden für das Gift den Namen *Ipoh*, der malayischen Ursprungs ist und kurzweg *Gift* bedeutet. Bezeichnungen wie «Ipoh-Gift» sind daher ein Pleonasmus und möglichst zu vermeiden. Die Bezeichnung «Ipoh» oder «Ipo» ist die am meisten verbreitete. Sie findet sich auf Celebes, Borneo und Java und der malayischen Halbinsel. Daneben kommt der Name Upas vor, neben Ipoh auf Java, allgemein auf Sumatra.

Bezeichnungen wie «Upas Radja» bedeuten «königliches Gift», aus welcher Bezeichnung ohne weiteres hervorgeht, welchen Wert ihm die Eingeborenen beilegen.

Namen wie «Upas Antjar» und «Upas Tieuté», «Upas Tjettek» etc. bezeichnen zugleich die hauptsächlichsten Pflanzen, die zu ihrer Bereitung verwendet wurden, wie im nachfolgenden wiederholt angeführt werden wird.

Von diesem Gift drangen, wie ich zeigen werde, die ersten unsichern Nachrichten schon im Mittelalter nach Europa; genauer wurde es bekannt, als die Holländer jene Gegenden in ihre Gewalt brachten, also circa seit 1742.

Trotzdem hat es lange gedauert, bis wir genaueres über seine Zusammensetzung und Herstellung erfuhren; besonders in älteren Zeiten rankt sich um dieses Gift ein reicher Kranz von Sagen und abenteuerlichen Märchen.

Es soll im nachfolgenden meine Aufgabe sein, zunächst die wichtigsten historischen Nachrichten über jene Pfeilgifte zusammenzustellen und daran die möglichst eingehende chemische Untersuchung einer ganzen Anzahl Sorten desselben anzuschliessen.

Veranlassung zu dieser Arbeit gaben mehrere solcher Gifte, die Herr Prof. Dr. Rud. Martin von seiner Forschungsreise auf der malayischen Halbinsel bei den Sakais, einem nicht-malayischen Volksstamme in Perak, gesammelt hat.

Über diese Gifte hat Herr Prof. Dr. C. Hartwich bereits eine kurze Mitteilung gelegentlich der Versammlung der Schweizer. Naturf. Gesellschaft in Bern 1898 [36] gemacht. Dies schon sehr reichliche Material wurde weiter vervollständigt durch eine Kollektion solcher Gifte aus der ethnographischen Sammlung von Zürich, für deren Überlassung ich der Direktion dieser Sammlung zum grössten Danke verpflichtet bin.

Weiter verdanke ich solche Gifte Herrn Dr. J. D. E. Schmeltz, Direktor des Rijks-Museums in Leiden, Herrn Geheimrat Prof. Bastian, Direktor des Museums für Völkerkunde in Berlin, den Herren Dr. F. und P. Sarasin in Basel und endlich der pharmakognostischen Sammlung des Eidgen. Polytechnikums in Zürich.

Von grossem Werte waren dann schliesslich einige Muster von Giften von Sumatra, die ich Herrn Gustav Schneider in Basel verdanke, der dieselben selbst im Jahre 1897 eingetauscht hat; einmal wegen der Reichhaltigkeit des Materials, dann aber auch, weil Herr Schneider in höchst erwünschter Weise durch mündliche Mitteilungen dasselbe vervollständigen konnte.

Allen diesen Herren spreche ich für die Überlassung des wertvollen Materials und das mir damit entgegengebrachte höchst ehrenvolle Vertrauen meinen ergebensten Dank aus und hoffe nur, dass es mir auf den nachfolgenden Blättern gelingen werde, dieses Vertrauen zu rechtfertigen.

In ganz besonderem Masse bin ich aber Herrn Prof. Dr. R. Martin in Zürich zu Dank verpflichtet, der meine Arbeit nicht nur durch Überlassung von Material, sondern noch vielmehr durch freundliche Ratschläge und Nachweise von Litteratur förderte.

Die nachfolgende Arbeit giebt nach einer Zusammenstellung der wichtigsten litterarischen Nachrichten eine Beschreibung der untersuchten Muster, ihrer Herstellung und Aufbewahrung, sowie der verwendeten Waffen und endlich ihrer wirksamen Bestandteile, soweit es möglich war, solche zu ermitteln. Daran schliessen sich Bemerkungen über einige bei der Herstellung der Pfeilgifte eine besonders wichtige Rolle spielende Pflanzen, von denen diejenigen über Strychnos vielleicht über den Rahmen der Arbeit hinausgehen; aber als kleiner Beitrag zur Kenntnis dieser wichtigen Giftpflanzen nicht unwillkommen sein werden.

Zur Erläuterung mögen drei Tafeln mit Abbildungen dienen, die von der Firma Hofer & Cie. in Zürich nach meinen photographischen Aufnahmen reproduziert worden sind.

I. Geschichte.

Wie wir eingangs gesehen haben, hat das Studium der Pfeilgifte nach verschiedenen Richtungen hin das Interesse der Forscher erregt. Vor allen Dingen sind es die Ethnologen, die sich mit dem Studium der Waffen aller derjenigen Völker befassen, deren Sitten und Gebräuche sie zu erforschen suchen; sodann in zweiter Linie fragen die Physiologen und Ärzte nach der giftigen Wirkung der Pfeilgifte und endlich erweckten die Pfeilgifte auch Interesse bei den Chemikern und Pharmazeuten, die sich wiederholt mit der Zusammensetzung von Pfeilgiften beschäftigt haben. Ich erinnere in dieser Beziehung an Boehms erfolgreiche Arbeit über das südamerikanische Curare. Boehm [7] ist der Erste gewesen, der dieses Pfeilgift, das an Giftigkeit neben Ipoh den ersten Platz behauptet, einer gründlichen *chemischen Analyse* unterworfen hat.

In der englischen «Cyclopaedia of India III» finden wir unter dem Titel «Upas Antiar» die Angabe, dass wir die erste wissenschaftliche Mitteilung über dieses Thema in «Pennants Outlines of the Globe» (leider hat mir diese Quelle nicht zur Verfügung gestanden und ist auch keine Jahreszahl angegeben) einem gewissen Mr. Foersch zu verdanken haben, der als Arzt der Dutch-E. I. Co. den Antiarisbaum zuerst beschrieben haben soll. Über diesen N. P. Foersch sagt aber Greshoff [32], dass er der Hauptschuldige gewesen, der «so viel unsinniges Zeug» über Antiaris toxicaria in die Welt gestreut hat und ferner, dass dieser «unwürdige Diener Äskulaps» den Antiarisbaum gar nicht gesehen habe.

Die erste, freilich noch unsichere Nachricht verdanken wir (nach Greshoff) dem Dominikanermönch Jordanus Catalani, der 1330 vom Papst Johann XXII. zum Bischof von Columbum erhoben worden ist. Derselbe spricht in seiner ostindischen Reise von einem Baume der Gewürzinseln, der, wenn er in Blüte steht, jedermann tötet, der es wagt, unbedeckten Hauptes sich zu nähern. In diesem Baum hat man nun Antiaris toxicaria zu erkennen geglaubt, da gerade die Sage, dass schon seine Ausdünstung töte, in späterer Zeit häufig wiederkehrt. Über 300 Jahre mussten vergehen, bis wir neues über diesen giftigen Baum und das von ihm gelieferte Gift erfahren. Wir verdanken eingehende und sorgfältig gesammelte Nachrichten einem der besten Forscher der malayischen Inselwelt, dem trefflichen Georg Eberhard Rumphius von Hanau, der von 1654—1669, wo er erblindete, auf der Insel Amboina als «Mitglied des holländischen Rats» und als «Erster Kaufmann» unermüdlich sammelte. Die Resultate seiner Arbeit sind, soweit sie uns hier interessieren, niedergelegt in dem nach seinem Tode 1741—1755 von Johann Burmann, Professor der Botanik in Amsterdam, herausgegebenen *Herbarium Amboinense*.

Ich gebe seine Nachrichten über die das Gift liefernde wichtigste Pflanze (Antiaris) und über das Gift selbst möglichst vollständig wieder. 1681 * gelang es Rumphius durch die Güte des Herrn Cops, dem Präsidenten von Makassar auf Celebes, nicht nur Bericht über den Baum, sondern selbst gesammeltes Gift zu erhalten. Dieses bestand in zweierlei Sorten aus verschiedenen Gegenden stammend. Er unterscheidet diese Sorten als weibliche und männliche; letztere ist sehr giftig, erstere entbehrt der Giftwirkung.

Greshoff macht dazu die Bemerkung: «het wijfje» = weiblich = Antiaris innoxia Bl. und «het mennetje» = männliche = Antiaris toxicaria Lesch.

Die Stammpflanze der zweiten Sorte nennt er den eigentlichen Giftbaum und giebt davon eine nähere Beschreibung und Abbildung (Herb. Amb. Bd. II). Über das Vorkommen der Pflanze schreibt er: «De natur heeft deezen schadeligen boom verre van de woningen der menschen afgezondert», und fährt dann fort: «sein eigentliches Vaterland ist Celebes; er wächst auf kahlen Bergen bei den wilden Bergbewohnern der Toradjas. Von hier kaufen es (wohl das Gift gemeint) die Bugis und die von Mandar. Auf Sumatra und Borneo kommt er ohne Zweifel auch vor, d. h. auf Borneo in Landak und Koetei, überall nur im Gebirge, weshalb das Aussehen dieses Baumes den Strandbewohnern unbekannt ist, wohl auch weil die Dajaks oder Wilden nur den Saft dieses Baumes zu ihnen herbringen. Auf Bali (östlich von Java) im Distrikt Batoer, wird dieser Giftbaum auch gefunden». Nun folgt eine längere Beschreibung der Giftbereitung. Er sagt:

---

* Anno 1651 erzählt Jacobus Bontius, der Celebes, Amboina, Borneo, Sumatra und Java beschreibt, noch gar nichts von Pfeilgiften (siehe Wilh. Piso [68]).

«Niemand darf sich unterstehen, sich dem Baume so sehr zu nähern, dass er den Saft mit den Händen heraus kann holen, deshalb umbinden die Eingeborenen zuerst Kopf, Hände und Beine mit Tüchern; hernach nehmen sie lange und zugespitzte Bambusrohre, diese mit Gewalt und etwas quer in die Rinde vom Unterstamm stossend (je näher bei der Wurzel, desto kräftiger soll das Gift sein). Vier oder fünf Bambus lassen sie drei oder vier Tage in einem Baume stecken. So läuft denn längs diesem Kanal der blutartige Saft aus, der nach kurzer Zeit hart und bei der ersten Sorte (Antiaris innoxia) rötlich, bei der zweiten (Antiaris toxicaria) schwarz wird. Bloss das vorderste Bambusglied wird voll, den Rest schneidet man ab. Wenn der getrocknete Saft noch etwas weich ist, so wird er in grosse und kleine Klumpen gepackt und mit den Händen zu kurzen Rollen geformt, die gerade in einen Bambus passen. Das Gift heisst malayisch «Upas», auf Celebes durchgehend «Ipoh» (gleichzeitig auch für den Baum geltend, siehe Ridley [74]). Die erstere, rötliche Sorte vom «weiblichen» Baum kommend, wird in der Makassar-Sprache «Patanre sama jang» genannt und malayisch «Makan kawul», d. i. «Halte dein Versprechen». Rumphius erklärt diesen Ausdruck dadurch, dass das Gift nur von schwacher Wirkung sei und man davon genesen könne, wenn man ein gegebenes Versprechen halte. Das andere von der «heimtückischeren» Sorte, also vom «männlichen» Baum, wird in der makassarischen Sprache «Lupa mata ju» und malayisch «Upas radja» genannt (siehe Einleitung), weil der damit Verwundete auf der Stelle umfällt und stirbt. Rumphius lässt alsdann eine genauere Beschreibung der Pfeile und des Blasrohres folgen, auf die ich aber später zu sprechen komme. «Die kräftigste Sorte des Giftes,» sagt Rumphius weiter, «bringt den unvermeidlichen Tod und zwar binnen einer halben Stunde; ja manchmal in weniger als einer Viertelstunde, was die Makassarischen Fürsten zeitweise an Missethätern probiert haben».

Interessant ist, wie Rumphius seine Verwunderung darüber ausdrückt, dass dieses furchtbare Pfeilgift innerlich unbeschadet genommen werden kann; eine Thatsache, die uns nicht mehr auffällt, da sie ja auch von andern Pfeilgiften, z. B. dem Curare bekannt ist. Er sagt: «Doch bestand ehedem der Glaube, dass das Ipoh seine Kraft nicht ausüben kann, solange es kein lebend Blut gerochen und dass es zu vielen Dingen kann unbeschadet gebraucht werden, womit in der That ein Geheimnis der Natur zusammenhängt, dass solch ein Feind des menschlichen Lebens ohne Schaden vom Leib kann genommen werden.» Rumphius erwähnt dann weiter auch einen Zusatz, wodurch die Eingebornen glauben die Giftigkeit des Antiaris-Saftes bedeutend zu erhöhen;

dieser Zusatz besteht im Safte des Wurzelstockes einer Zingiberacee «Lampu jang» (siehe Pflanzenverzeichnis). Ohne diesen Zusatz soll auch der Saft nicht genügend hart werden, wodurch vermieden wird, dass das Gift der Geschosse leicht an den Kleidern der Feinde abgestreift wird. Wer aber von der Wunde genesen ist, der hüte sich wohl Lampu jang als Gewürz für Speise und Trank zu geniessen. Über seine medizinische Verwendung als Abführmittel drückt sich Rumphius folgendermassen aus: «Eine kleine Pille des unvermischten Ipoh mit dem Fruchtfleisch der Banane eingenommen, schafft alle Unsauberkeit aus den Därmen.» Folgende Stelle belehrt uns ferner über die Verwendung des Ipoh zur Hirschjagd: «Auch kann man Ipoh derartig zubereiten, dass man Wild, insonderheit die Hirsche, damit schiessen kann und das Fleisch unbeschadet essen mag. Hierzu muss man keinesfalls die stärkste Sorte nehmen, damit das Tier nicht plötzlich und sanft stirbt, ohne dass man seine Spur finden kann, sondern das schwächste, wobei man es mit dem Saft von dem Kraut ‚Rameh' (siehe Pflanzenverzeichnis, Rameh = Bœhmeria nivea, Urticaceen) vermengt, wodurch die Tiere gewaltig zum Schreien veranlasst werden. Menschen, die durch das schwache Gift verwundet werden, fühlen Feuer und Drehen im Kopf; aber auch solche befinden sich nicht in Lebensgefahr, wenn man gleicher Stund mit passenden Mitteln zu Hilfe kommt».

Ich habe absichtlich die interessanten Stellen dieser ersten wissenschaftlichen Erwähnung in Übersetzung fast wörtlich wiedergegeben. Einmal um zu zeigen, wie gründlich und verhältnismässig objektiv uns dieser ausgezeichnete Mann, der mit so grossem Ruhm als Erster an der Erforschung der von den Holländern neu erworbenen Besitzungen gearbeitet hat, über unser Thema berichtet; dann aber auch, weil sein Herbarium Amboinense nicht überall zugänglich ist.

Wie aus vorstehendem hervorgeht, hat Rumphius seine Beobachtungen 1681 angestellt, sie sind aber erst 1741 mit dem Erscheinen seines Herb. Amb. nach seinem Tode bekannt geworden.

Der Zweite, der ausführlich über unser Gift berichtet, ist Engelbert Kaempfer [45] aus Lemgo in Westfalen, der als holländischer Schiffsarzt 1689 nach Batavia, 1690 nach Siam und von da nach Japan kam. In seinen 1712 erschienenen «Amœnitates exoticæ» berichtet er in dem Kapitel «Gemina Indorum Antidota» über das Gift. Seine Angaben beschränken sich aber bloss auf Wiedergabe von Erzählungen, die er von den Makassaren, den wilden Ureinwohnern im südlichen Celebes, gehört hat, entbehren also der eigenen Beobachtung. Gleich zu Anfang sagt er: «Quis enim, ut omittam cetera, non stupeat celerrimam malignitatem arborei succi macassariensium, quo infecta tela, ad levissimum sanguinis contactum, subito vitam instar lucernæ extinguit? Est hoc venenum succus lactens et pinguis, qui colligitur ex recens sauciata arbore quadam, indigenis «Ipu», Malayis Javanisque «Upa» dicta, in abiditis locis silvarum Insulæ Celebes, præsertim in ejusdem provincia Turasia (bei Rumphius «Toradja» geschrieben) crescente.» Verfasser berichtet dann über die Giftigkeit dieses Baumes fabelhafte Geschichten. Er warnt z. B. davor, sich dem Baum in der Richtung der Windseite zu nähern, und erzählt ferner, dass ein vorüberfliegender Vogel dem Tode verfallen sei, — Märchen, die uns an die von dem Dominikanermönch erzählten erinnern. Die zum Tode verurteilten Verbrecher, durch welche das Gift zumeist auf Celebes gesammelt werden soll, bedauert er, indem er sagt: «Ex Scylla in Carybdim regredientes magna cautione et circumspectione opus hoc instituunt.»

Über die Art des Einsammelns stimmt Kämpfer mit Rumphius überein. Auch er erzählt, dass die Giftsucher mit langen Bambusrohren, die vorne einen spitzen Stahl tragen, ausgerüstet, sich in die Nähe der Giftbäume wagen und dann mit grosser Gewalt diese Speere in die Rinde stossen. Alsdann fliesse der Saft in das zunächst liegende Bambusglied. Die mit dieser Beute Beladenen ziehen sich alsdann gegen den Wind marschierend zurück und suchen baldmöglichst aus der giftigen Athmosphäre der Baumwunde zu gelangen und giessen den gewonnenen Saft in gläserne Gefässe. «Ita narrarunt mihi populares Celebanes, hodie Macassari dicti.» Für uns von besonderer Bedeutung ist wohl ein Postskriptum, womit er seine Erzählung abschliesst: «Certum est, Regem Macassarorum, ceterosque ejus cœli Principes, lanceas suas et pugiones (quibus solis armati sunt) læthifero illo succo inficere . . .» und weiter unten: «his telis (es sind Pfeile gemeint) non raro milites ejus terræ armati sunt, qui ea per tenues arundinaceos tubulos (qualibus nostrates pueri utuntur in passericulis petentis) *flatu oris explodunt* in hostem, ut læthale spicula corpori infigatur, tremendum nudis Indiis, sed quod ab Europæo militum investiti illuditur.» Wir sehen hieraus, dass es sich also zweifellos um den Gebrauch von *Blasrohrpfeilen* handelt.

Im gleichen Jahrhundert hat unser Thema zum dritten Male einen Autor gefunden in E. W. Martius [57], der eine botanische Abhandlung des makassarischen Giftbaumes im Jahre 1792 seiner Dissertation zu Grunde legt. Folgende Verse schickt er als Motto seiner Arbeit voraus:

«O Mensch, dem die Natur, den Lebenshauch zu fristen,
Aus mehr als tausend Quellen fliesst,
O sieh dich wohl vor, weil oft aus ihren Brüsten
Sich auch ein tödlich Gift ergiesst.»

Als einzige Quellen, auf die sich seine Angaben stützen, erwähnt er zwei andere Dissertationen, die eine von H. Acymelaeus unter dem Vorsitz des berühmten Ritters von Thunberg zu Upsala; die andere zu Paris von Herrn Buchoz verfasst. Diese beiden Dissertationen sind mir nicht bekannt geworden; ich glaube aber nicht, dass das einen Mangel an meiner Arbeit bedeutet, denn ich finde in der Schrift von Martius nichts, was nicht bei Kaempfer und Rumphius stünde; speciell aus der letzteren Arbeit druckt er ganze Teile wörtlich ab. Ich kann natürlich nicht entscheiden, ob dies Martius oder seinen Quellen zur Last fällt. Jedenfalls fügt er seiner Arbeit eine verkleinerte Reproduktion der Abbildung von Antiaris toxicaria aus Rumphs Herb. Amb. bei. Greshoff [32] stellt ihn mit dem schon citierten Foersch in eine Linie, indem er sagt, dass beide in gleichem Masse dazu beigetragen haben, jene fabelhaften Geschichten über den Antiarisbaum zu verbreiten, deren Ursprung wir wohl bei Kæmpfer zu suchen haben. Seine Beiträge zur Nomenclatur mögen hier Erwähnung finden. Die Holländer nennen ihn Giftboom oder Makassar'sche Giftboom, einige Spattenboom (spatten = spritzen, vielleicht weil der Saft beim Anschneiden des Baumes herausspritzt), die Makassaren und Celebenen: Ipoh, die Malayen: Caju Upas (Giftholz), die Malakken: Lupa Matta Ju.

Mit dem Anfange des XIX. Jahrhunderts beginnen beide, Upas Antiar und Upas Tieuté, sowohl das Interesse der Physiologen, als auch der Chemiker auf sich zu ziehen. Dies war hauptsächlich der Fall, als der französische Botaniker M. Leschenault de la Tour von seinen Reisen in Indien zurückkehrte. Dieser ausgezeichnete Forscher bereiste nämlich zu Anfang des XIX. Jahrhunderts den malayischen Archipel und konnte auf Java über das Gift, sowie über die das Gift liefernden Pflanzen sichere Nachrichten sammeln. Allerhand Märchen und Übertreibungen, auf die wir noch bei Rumphius und Kaempfer gestossen sind, werden durch ihn auf ihr richtiges Mass zurückgeführt. 1810 hat er eine ausführliche Arbeit über seine Beobachtungen veröffentlicht [52]. Dem »Naturaliste voyageur«, wie er sich selber nennt, waren die Arbeiten von Rumphius, Foersch, sowie diejenigen von Thunberg und Acymelaeus wohl bekannt. Er geht mit sorgfältiger Kritik vor, weist z. B. nach, dass die von Rumphius abgebildete Frucht von Antiaris toxicaria nicht von diesem Baum stammen könne.

Leschenault war 1805 Augenzeuge auf Java bei der Herstellung von Ipoh, speciell in der Provinz Bagnia-vagni.

Die Stadt Banjoe-wangi befindet sich in der Mitte der Ostküste von Java, der Insel Bali gegenüber.

Leschenault wusste sich ausserdem weitere Ipoh-Proben zu verschaffen von Borneo und Makassar auf Celebes. Seine Forschungen waren, wie er an einem Orte selber sagt, von besonders günstigen Umständen und glücklichen Zufällen unterstützt. So z. B. hatte er das Glück, auf einer Barke von Madura nach Java fahrend, die Bekanntschaft mit einem jener Bergbewohner, die «Orang-dajas» heissen und die das wilde Gebirge nordwestlich von Banjoe-wangi bewohnen, zu machen, in deren Händen ausschliesslich die Fabrikation des Pfeilgiftes jener Gegenden liegt. So gelangte er, bevor er nur den Boden Javas betreten hatte, schon in den Besitz eines Köchers voll vergifteter Pfeile, sowie von vorrätigem Pfeilgift. Dieser gleiche Eingeborne erzählte ihm auch, dass sie ihr Gift aus der Wurzelrinde grosser Lianen, die sie «Tieuté» nennen, gewinnen. Im übrigen möchte ich auf den speciellen Teil verweisen. Leschenaults Hauptverdienst liegt unter anderem wohl darin, dass er es verstand, sofort einen wesentlichen Unterschied zu erkennen zwischen Upas Tieuté und Upas Antiar, indem er uns zugleich mit den beiden wesentlichen Giftpflanzen, *Antiaris toxicaria* und *Strychnos Tieuté* bekannt macht und dieselben genau beschreibt und abbildet. Die beiden Pflanzen tragen seither seinen Autornamen. Das reichhaltige Material Leschenaults gelangte in Frankreich in die Hände derjenigen Forscher, die am meisten befähigt waren, durch die Untersuchung desselben die Kenntnis dieser interessanten Gifte zu fördern. Ich erinnere daran, dass im Jahre 1816 der Apotheker Sertürner in Hameln an der Weser das erste Pflanzenalkaloid, das *Morphin,* entdeckt und beschrieben hat. Damit begann jene Epoche der Erforschung der Arzneipflanzen, die so bedeutungsvoll geworden ist. In erster Linie neben Sertürner sind die beiden französischen Chemiker Pelletier und Caventou zu nennen, die im Jahre 1818 die Entdeckung des *Strychnins* in den Ignatiusbohnen, den Samen von Strychnos Ignatii Berg, gemacht haben. Das Jahr darauf, 1819, entdeckten sie das zweite Strychnosalkaloid, das *Brucin* in der Rinde von Strychnos nux vomica, die als «falsche Angostura-Rinde» vorübergehend eine so traurige Berühmtheit erlangte (vgl. Gamper, pag. 14 [27]). In demselben Jahre entdeckten sie in dem von Leschenault mitgebrachten Pfeilgift, dem Upas Tieuté, die gleichen beiden Alkaloide und ausserdem einen interessanten Körper, das *Strychnochromin,* über das ich später noch einige Bemerkungen zu machen haben werde. In dem andern von Leschenault mitgebrachten Gifte, dem Upas Antiar, fanden die beiden Chemiker ein wirksames Prinzip, das sie «Anthiarin» nannten (spätere Autoren schreiben immer Antiarin). Ferner stellten sie durch Versuche fest, dass die physiologische Wirkung des Upas Antiar von derjenigen des Upas Tieuté durchaus verschieden sei.

Wir wissen jetzt, dass das Antiarin ein ausgesprochenes Herzgift ist, Strychnin und Brucin dagegen Krampfgifte sind.

Schon eine Reihe Jahre vorher, ungefähr 1808, hatten Magendie und sein Freund Delille mit Upas Tieuté Tierversuche angestellt. Nach der Entdeckung des Strychnins stellte sich heraus, dass die von ihnen beobachteten Symptome beim Tierversuch mit Upas Tieuté mit denen, die sie später mit Strychnin beobachtet haben, identisch waren.

1838 gelang es Mulder [58], den Antiaris-Saft in seine Bestandteile zu zerlegen. Er isolierte daraus das Antiarin neben Zucker, Eiweiss, Gummiharz und Wachs. Doch wurde diese Arbeit durch Kiliani 1896 [48] u. a. erweitert (siehe chemischer Teil).

Nachdem wir nun schon nach verschiedenen Richtungen hin über die Natur der malayischen Pfeilgifte unterrichtet worden sind, berichtet der Engländer Belcher 1848 [4] über die Giftigkeit des mittlerweile berühmt gewordenen Upasbaumes, dass er auf seinen Reisen nach den ‚Eastern Islands' einen Upasbaum gefunden habe, ohne aber von dessen giftigen Ausdünstungen nur das geringste zu bemerken. Er sagt: «Man sieht, dass das Gift darin nicht so rasch tötet, als man bisher geglaubt hat und dass das Gift dieses Baumes nicht so stark ist, wie dasjenige von *Hippomane Mancinella* in Westindien.»

Es sei hier an die Meyerbeer'sche Oper «Die Afrikanerin» erinnert, in der der Librettist die Selica nach Indien versetzt, wo sie in der giftigen Atmosphäre des «Manzanillobaumes» einen freiwilligen Tod stirbt. Ähnliche Bemerkungen finden sich hie und da in der Litteratur. Z. B. erwähnt Lewin [53] eine Angabe von Mason, wonach Hippomane Mancinella in Burma sogar als Pfeilgift verwendet werden soll, für welche vage Angabe Lewin jedoch die Verantwortung mit Recht zurückweist. Vielleicht sind solche irrtümliche Anschauungen auf eine Mitteilung Leschenaults [52] zurückzuführen, der die angeblich giftigen Ausdünstungen von Antiaris toxicaria mit denjenigen des Manzinellenbaumes von Amerika vergleicht.*

Im Jahre 1859 erschien von der Hand des holländischen Forschers van Hasselt [37] eine ausführliche Arbeit, die eine Beschreibung aller

* Mündliche Mitteilungen des Herrn V. Birenstihl, Plantagenbesitzer auf Sumatra, bestätigen die Abwesenheit solch giftiger Ausdünstungen. Derselbe teilte mir persönlich mit, dass er sich schon oft ohne Schaden unter einem Upasbaume aufgehalten habe. Leschenault erzählt darüber, dass die Giftigkeit des Antiarisbaumes individuell verschieden wirke auf die Personen, die mit ihm in Berührung kommen. So musste z. B. ein Javaner, den er zum Pflücken von Blüten auf einen solchen Baum klettern liess, wobei derselbe Stufen in die Rinde hauen musste, wegen Übelkeit und Mattigkeit bei einer Höhe von 25' umkehren, während ein zweiter unbehelligt den Gipfel erreichte.

bisher bekannten Pfeilgifte umfasst. Verfasser unterscheidet nach ihrer geographischen Verbreitung europäische, asiatische, amerikanische und afrikanische Pfeilgifte. Unter den asiatischen Pfeilgiften unterscheidet auch er zweierlei, «welche jedoch beide Upas genannt und deshalb oft verwechselt werden; doch scheinen auch beide gemengt vorzukommen». Van Hasselt unterscheidet 1. Upas Radja, Tieuté oder Tjettek genannt. Gift liefernde Pflanze ist Strychnos Tieuté Lesch., jene Schlingpflanze, welche bei den Javanern Tjettek genannt wird und besonders an Rubiaceen bis zu 50' hinanklimmt. Verfasser vergleicht das fertige Gift nicht mit Unrecht mit Opium, was Farbe und Konsistenz anbelangt. Ihm ist auch bekannt, dass als seine wirksamen Bestandteile Strychnin und Brucin anzusehen sind. 2. Upas Antiar. Über Abstammung, Verbreitung und Bereitung desselben giebt van Hasselt genaue Angaben und bezieht sich auf Pelletier und Caventou sowie Möller bei der Besprechung des Antiarins, als dem giftigen Bestandteile von Pfeilgift und Milchsaft. Ausserdem erwähnt er noch ein drittes Gift der Najas oder Rajas, über das er jedoch keine näheren Mitteilungen macht.

Im Jahre 1862 hat ein Vergiftungsfall mit Upas Tieuté in Europa viel Aufsehen erregt. Die Notiz stammt von Dr. Mannskopf [56]. Der betreffende Patient, ein gewisser Dr. B. aus Wien, nahm innerlich 3 gr des Giftes ein und es zeigten sich bald alle Erscheinungen einer Strychninvergiftung. Der Schwerkranke konnte jedoch durch Brechmittel und Opium gerettet werden. In seinem Harne gelang es O. Schultze [82] Strychnin deutlich nachzuweisen. Das Gift selbst enthielt 60—62% Strychnin.

In seinen Reiseskizzen giebt F. Jagor [42] 1866 sehr wertvolle Angaben über die Bereitung des Ipoh auf der malayischen Halbinsel. Derselbe war Augenzeuge und macht die interessante Mitteilung, dass bei der Fertigstellung des aus verschiedenen Pflanzen bereiteten Extraktes auch ein mineralisches Gift, nämlich durch Realgar verunreinigtes Arsenik, zugesetzt worden war; allerdings nur ein Stück von der Grösse eines Stecknadelkopfes.

Nach Pelletier und Caventou 1824 und O. Schultze 1866 hat Upas Antiar im Jahre 1868 von neuem zwei Analytiker gefunden in De Vrij und Ludwig [95].

1876 konstatierte der Engländer M. Foster [23] die physiologische Wirkung des Upas Antiar auf das Froschherz.

Über die Bereitung des Pfeilgiftes der Dajavölker auf Borneo verdanken wir van Leent [51] wiederum eine genaue Beschreibung. Die zweite Mitteilung über die Verwendung von Arsenik bei der Bereitung von Pfeilgift auf der malayischen Halbinsel finden wir in dem «Journal of the Straits Branchs» (1881): «Arsenik is mixed with milk (wohl Milchsaft gemeint) which is said to be otherwise inert.»

Eine ähnliche Erwähnung über einen Zusatz von Arsenik findet sich bei Newbold [60]. Er zählt die verschiedenen Ingredienzien des Pfeilgiftes auf und sagt weiter, dass diese gemischt werden mit rotem Sulfid von Arsen (Realgar) und Leim. Ich muss hier nachholen, dass noch eine dritte Giftpflanze bei der Bereitung von Ipoh eine Rolle spielt, nämlich *Derris elliptica Benth.* (Papilionaceen), mit dem einheimischen Namen «tuba», deren Wurzel (akar tuba) auch als Fischgift bei den Malayen ausgedehnte Anwendung findet. In der oben genannten Arbeit von Newbold finde ich nämlich die Mitteilung, dass die Tubawurzel auch zur Bereitung von Ipoh, speciell des sogenannten Ipoh «Krohi», benützt wird.

Ich verweise auf eine Erwähnung Leschenaults im Kapitel über das Vergiften der Pfeile, wo derselbe auch von einer Tuba-Wurzel spricht, die aber einer Menispermacee angehören soll, während Derris elliptica zu den Papilionaceen gehört. Der Saft dieser Menispermaceen-Wurzel wird zum Aufweichen des eingetrockneten Giftes verwendet. Ein anderes Gift, genannt «Ipoh-Tennik», ist auf die gleiche Weise bereitet, aber ohne Tubawurzel.

Mit dem Jahre 1889 beginnt ein allgemeines Interesse für Ipoh sich geltend zu machen. Pharm. Centralhalle 1889, S. 512 wird Derris elliptica und ihre Verwendungen besprochen.

Im gleichen Jahre beschäftigte sich Wefers-Bettink wiederum mit der Chemie von Antiaris toxicaria. Dieser Forscher isolierte drei verschiedene, physiologisch wirksame Körper, die er Antiarin, Oepain und Toxicarin nennt, auf die er aber nicht weiter eintritt (ich verweise auf den chemischen Teil meiner Arbeit). Mir hat von dieser Arbeit nur ein Referat vorgelegen, welches im «Progrès» besprochen wird (siehe Reber [71]).

1890 macht Greshoff (Mededeelingen uit's Lands Plantentuin VII. 1890) Mitteilungen über das Derrid (das giftige Prinzip der Derris elliptica) und über die giftigen Eigenschaften einiger Apocyneen, die auch Ingredienzien zur Bereitung des Ipoh liefern sollen.

W. C. Brown [12] giebt 1891 Angaben über Pfeilgifte der malayischen Halbinsel, wobei ein neues Gift erwähnt wird, welches «rengas» heisst (siehe Pflanzenverzeichnis).

Greshoff, der seiner Zeit Vorstand des chemischen Laboratoriums vom botanischen Garten in Buitenzorg auf Java war, teilt mit, dass

Derris elliptica unter den Namen «tuba-root» eine der wichtigsten Drogen des dortigen Handels bildet. Er sagt: «Auf Java ist sie ein Fischgift; in Borneo bildet sie einen Bestandteil des Siren-Pfeilgiftes und in den Straits Settlements (Distrikt englischer Niederlassungen auf der Ostseite der malayischen Halbinsel zwischen dem 4. und 6. Grad nördlicher Breite) den des malayischen Ipoh.

Weitere ausführliche Arbeiten, die aber nichts Neues zu bringen scheinen, finden wir dann 1892 bei L. Wray [101], ferner im Bulletin of Kew No. 58. Beide Arbeiten sind mir im Original nicht zugänglich gewesen.

Noch eingehender behandeln das gleiche Thema die Mitteilungen von Hrolf Vaughan Stevens [88]. Dieser Forscher hat die Verhältnisse hauptsächlich bei den Sakais und bei den Orang Mentera und Orang Benua auf der malayischen Halbinsel so gründlich studiert, dass er in der Beschreibung der Details bisher unerreicht dasteht. Seine Veröffentlichungen werden daher mehr als hier in den spätern Abschnitten Erwähnung finden.

Das folgende Jahr 1893 bringt Ralph Stockmann [89] wiederum Mitteilungen über physiologische Versuche, die er mit malayischen Pfeilgiften angestellt hat. Auch haben ihm Pflanzenproben aus Perak (auf der malayischen Halbinsel) vorgelegen. Unter den Ingredienzien erscheint bei ihm «akar lampong», eine Strychnos-Species, sowie «prual», von der Holmes [41] später zeigte, dass es die Rinde einer Rubiacee ist.

In das gleiche Jahr fallen die Studien von H. und G. Santesson, die sich hauptsächlich auf eine neue Strychnos-Art (Strychnos lanceolaris) beziehen, die die wilden Stämme der malayischen Halbinsel «blay-hitam» nennen.

Besonders zu erwähnen sind die umfangreichen Arbeiten von L. Lewin [53], in denen er über die chemischen und physiologischen Untersuchungen zahlreicher Giftproben berichtet, die er in erster Linie dem Museum für Völkerkunde in Berlin verdankt.

Endlich sei einer Dissertation von Peter Itschert [44] gedacht, der unsere Kenntnis über Strychnos Tieuté erweitert hat (siehe Anhang).

Max Weigt 1895 [97] fixiert die Grenze der Verwendung von Antiaris nach Nordosten, indem er zeigt, dass auf den Philippinen die Rinde von Lunasia philippensis Planch. (Rutaceen) verwendet wird.

Im Jahre 1896 veröffentlicht Kiliani [48] eine Analyse des Milchsaftes von Antiaris toxicaria, auf die ich im chemischen Teil zu sprechen komme.

Kükenthal [50] berichtet 1896, von seiner Reise auf Borneo zurückkehrend, über das Pfeilgift der Kajan, das ebenfalls von Upas abstammen soll. Über diese Arbeit referiert H. Vogel in der Apotheker-Zeitung 1897 auf Seite 781 ausführlich (siehe analytischer Teil). Von den Blättern des Upas-Baumes erzählt Kükenthal, dass sie von den Nashörnern unbeschadet gefressen werden; ihre Exkremente sollen jedoch für Fische giftig sein.

In das gleiche Jahr fällt das Erscheinen eines umfangreichen ethnographischen Werkes über Borneo von Henry Ling Roth [76]. Roth referiert über den Gebrauch von Ipoh auf Borneo sehr ausführlich. Die Arbeit ist durch Abbildungen von zugehörigen Gebrauchsgegenständen und Pfeilen, sowie der Antiaris-Pflanze und von Strychnos Tieuté reich ausgestattet.

Aladar Richter [72] 1897 befasst sich eingehend mit der Anatomie von Antiaris toxicaria und meldet, dass diese Pflanze mit Strychnos Tieuté Lesch. zusammen die berüchtigten Upas-Haine bilde. (?)

1898 macht Greshoff [30] im Verein mit seinem Mitarbeiter Boorsma in seinen Veröffentlichungen interessante phytochemische Mitteilungen über verschiedene Giftpflanzen, die angeblich bei der Bereitung von Pfeilgift benützt werden, auf die ich im speciellen Teil zurückkommen werde.

H. E. Th. van Sillevoldt [56] unterwirft 1899 die Derris elliptica einer chemischen Analyse und stellt das wirksame Prinzip derselben, das Derrid dar. Im Jahre 1900 beschäftigten sich die beiden französischen Anthropologen Dr. A. Malbec und Henri Bourgeois [55] mit Pfeilgift. Ihre Angaben sind sehr wertvoll, da sie eine ausführliche Aufführung von Giftpflanzen machen und deren geographische Verbreitung dabei berücksichtigen.

Damit schliesse ich meine historische Übersicht. Die nachgewiesene Litteratur, bei deren Sammlung ich alle Mühe aufwendete, kann freilich keinen Anspruch auf Vollständigkeit machen. Es mögen sich besonders in Reisebeschreibungen noch mancherlei Notizen finden, die mir nicht zugänglich waren. Immerhin glaube ich keinen derjenigen Autoren, die unsere Kenntnis über diese Gifte wesentlich bereicherten, übergangen zu haben. Bezüglich der medizinischen und physiologischen Seite der Frage habe ich mich als Laie dieser Wissenschaften selbstverständlich grosser Zurückhaltung beflissen.

II. Über den Gebrauch und die Herstellung des Ipoh

ist man lange Zeit schlecht unterrichtet gewesen.

Es hat dies seinen Grund darin, dass die Eingebornen selbst oft gar nicht imstande sind, darüber Auskunft zu erteilen, da die Herstellung häufig in den Händen einiger weniger liegt, die ihre Kunst unter mysteriösen Zeremonien zu verheimlichen suchen, um des Ansehens willen, das sie bei ihrer Umgebung wegen dieser Kenntnisse geniessen. Andererseits gebrach es den Reisenden oft an dem nötigen botanischen Verständnis, um genügende Aufklärung zu verschaffen. — Zunächst geht aus den Berichten hervor, dass es sich bei dem Gebrauch dieser Gifte meist nicht um kriegerische, sondern um Jagdzwecke handelt.

Diese Thatsache erweckt zwar im ersten Augenblicke berechtigte Zweifel, indem wir uns unwillkürlich fragen müssen, ob durch die Anwendung vergifteter Pfeile das erlegte Tier zum Genusse noch brauchbar sei. Dazu ist vor allem hervorzuheben, dass das Ipoh Antiar, innerlich genommen, fast unschädlich ist,* während Ipoh Tieuté wegen seines Strychningehaltes allerdings gefährlich werden könnte. Letzteres Gift wird daher auch nur da angewendet, wo es sich um Erlegung schädlicher Raubtiere, wie Tiger (Newbold und Malbec et Bourgeois), eventuell auch um Affen handelt. Andererseits gebrauchen die Eingebornen die Vorsicht, vor dem Genusse des erlegten Wildes die verwundete Stelle mit dem Messer herauszuschneiden. Das Derrid, das, wie schon erwähnt, auch als Fischgift ausgedehnte Anwendung findet, ist für den Magen, namentlich nachdem das Tier durch Kochen zubereitet wurde, nicht schädlich; es kommt daher in dieser Hinsicht gar nicht in Betracht.

---

* Stevens sagt an einem Ort: «30 Tropfen Ipuh können unbeschadet getrunken werden, ehe der Saft gekocht wurde (es ist gemeint, ehe andere Zuthaten dazugemischt waren).»

Da wir von den ungemein geringen Mengen von mineralischen Giften, wie Arsen und Antimon, absehen können, die, wie einige Forscher mitteilen, in Frage kommen könnten, so sind wir berechtigt, das Ipoh kurzer Hand als Pflanzengift zu bezeichnen (ich bemerke hier vorausgreifend, dass meine Untersuchungen auf Arsen und Antimon resultatlos geblieben sind). Und zwar dürfen wir es auffassen als Auszüge von giftigen Pflanzen, die durch Erwärmen auf freiem Feuer oder durch die Sonnenwärme bis zur Konsistenz eines dicken, in der Kälte erhärtenden Extraktes eingedickt werden. Nur Antiaris macht mit ihrem Milchsaft eine Ausnahme, da derselbe direkt als Flüssigkeit der Pflanze entnommen wird.

Die Anzahl der Pflanzen, die man hierbei verwendet, ist ziemlich gross und es sind nicht lauter Giftpflanzen im strengen Sinne des Wortes.

Die Verwendung von Pfeffer, Tabak, Capsicum, Zwiebel und anderer verhältnismässig unschädlicher Zuthaten ist wohl lediglich wegen des bei ihrem Genusse beobachteten brennenden Geschmackes gebräuchlich und man scheint dadurch Entzündung hervorrufen zu wollen. Es wird aber auch behauptet, dass der Zusatz geschieht, um dem Gifte die gewünschte Konsistenz zu geben (siehe van Hasselt). Solche Stoffe kehren beinahe in allen Rezepten wieder. Auch giftige Kröten, Skorpione und Schlangen müssen ihr Leben dazu hergeben. Auch eine blausäurehaltige Pflanze blieb den findigen Eingebornen nicht unbekannt. Nämlich *Pangium edule Reinw.* Doch ist mit Sicherheit anzunehmen, dass die Blausäure sich beim Kochen verflüchtigt. Dasselbe gilt für die sehr wenig bekannten, aber, soviel wir wissen, entweder flüchtigen oder doch beim Kochen zersetzlichen Gifte der verwendeten Araceen und auch für das Nikotin des Tabakes.

Ich gebe die wichtigsten Berichte darüber wiederum in chronologischer Reihenfolge (siehe auch Rumphius im geschichtlichen Teil).

Wie bereits erwähnt, verdanken wir die ersten sichern Mitteilungen darüber Leschenault [52]. Dieser studierte die Verhältnisse auf Java und Madura, jener kleinen Insel, die nordöstlich Java vorgelagert ist. Schon Leschenault unterscheidet scharf zwei verschiedene Pfeilgifte: *Upas Antiar* und *Upas Tieuté*.

Über das erstere, welches er als das weniger starke Gift bezeichnet, sagt er, dass es aus der «gomme-résine» von Antiaris toxicaria durch Zusammenmischen mit den Samen (graines) von Capsicum fruticosum, Pfeffer, Lauch, den Wurzeln von Kæmpferia Galanga L., malayisch «kontior», von Maranta malaccensis, malayisch «banglé», und Costus arabicus L., malayisch «kontjie», hergestellt wird, und zwar, wie er ausdrücklich betont, auf kaltem Wege. Jedes Korn, sagt er, von

Capsicum fruticosum erzeuge eine kleine «fermentation» und werde, nachdem es an die Oberfläche zurückgekehrt ist, durch ein neues ersetzt. Dem entgegen wird Upas Tieuté durch Auskochen der Wurzelrinde von Strychnos Tieuté Lesch. hergestellt. Aussser zwei Zwiebeln, Lauch und Pfeffer fügt der Malaye «konkior» hinzu (wahrscheinlich identisch mit kontior = Kæmpferia Galanga L.). Drei Pfund Rinde gab ungefähr 120 gr Gift, also circa 8%. Auch van Hasselt [37] unterscheidet zweierlei Gifte, welche jedoch beide zunächst bloss Upas ohne speciellere Bezeichnung genannt, und deshalb oft verwechselt werden. Beide sollen auch gemengt vorkommen. Später macht er freilich den Unterschied zwischen Upas Radja, auch Tieuté oder Tjettek einerseits und Upas Antiar andererseits. Er giebt an, dass ersteres durch Auskochen der in Scheiben geschnittenen Wurzel von Strychnos Tieuté hergestellt werde. Als Stammpflanze für Upas Antiar spricht auch er Antiaris toxicaria Lesch. an, aus deren Milchsaft das Gift durch Eindicken unter Vermeidung des Kochens hergestellt wird.

Jagor [42] war Augenzeuge einer Giftbereitung auf der malayischen Halbinsel. In einem eisernen Kessel wurden gekocht: die feingeschabten Rinden folgender Pflanzen: *akar-ipo* (= Giftwurzel), *ipo-batang* (= Baumstammgift); erstere ist nach ihm eine Strynos-Art, letztere Antiaris toxicaria Lesch. Er giebt weiter an, dass zur Gewinnung eines Theelöffel voll ipo-batang-Saft ein ganzer Baum gefällt wurde. Der Zusatz dieses Saftes zu dem filtrierten Safte von akar-ipo soll ein Coagulum erzeugt haben, wahrscheinlich Ausscheidung eines kautschukartigen Stoffes aus dem Antiaris-Milchsafte, (vgl. meine Beobachtung im Abschnitt VIII). Hier wird auch der Zusatz einer geringen Menge Arsenik, etwa von der Grösse eines Stecknadelkopfes, erwähnt. Verfasser bemerkt, dass die Giftköche keinen grossen Wert darauf legen. Das klare Filtrat wird eingedampft.

Wir sehen daraus, dass auf der malayischen Halbinsel, zum Unterschied von dem Gebrauche der Javaner, Upas Antiar gekocht wird. Die Dajakvölker auf Borneo, erzählt van Leent [51], unterscheiden: 1. Sirengift und 2. Ipoh. (Pleyte [66] giebt eine Note Perelears an, wonach die Dajaks das Sirengift aus Strychnos nux vomica bereiten.) Ersterem liegt neben vielen anderen Zuthaten, die später Erwähnung finden werden, der «Sirenboom» = Antiaris zu Grund; während das zweite, neben anderem, aus der Wurzelrinde des Strychnos Tieuté gemacht wird. Nun beobachtet man aber bei der weitern Verarbeitung eine Abänderung des Verfahrens, indem die Dajak die Mischung in einer ausgehöhlten Wurzel von Dioscorea hirsuta Bl. rösten (siehe Dragendorff [17, S. 137), d. h. eindampfen und noch warm in Bambusröhren aufbewahren. Wird dieses Gift noch mit dem Pulver der Flügeldecken einer Lytta-Art (Lytta gigantea?) vermischt, so heisst das Gift «mantallag» (vom gleichnamigen Flusse).

Newbold [60] unterscheidet auf der malayischen Halbinsel drei Arten Gift. 1. Ipoh krohi, 2. Ipoh tenui, 3. Ipoh mallaye, von denen die erstern beiden als Grundlage Wurzel und Rinde des Ipoh-Baumes haben. Newbold erklärt Ipoh als Antiaris toxicaria, was ja dem Namen nach stimmen würde. Trotzdem erscheint mir diese Bestimmung zweifelhaft, da von Antiaris sonst fast durchweg der Milchsaft (vergl. S. 19 bei Jagor) verwendet wird. Vielleicht ist eher an Strychnos Tieuté zu denken. Dem dritten Gifte, Ipoh mallaye soll die Wurzel einer Pflanze «mallaye» zu Grunde liegen, nämlich Thevetia neriifolia Juss. (Apocynaceæ). Diese giftige Pflanze ist in Westindien heimisch; sie wird aber in Ostindien als Zierpflanze in Gärten kultiviert. Hier erscheint sie zum ersten Male unter den Ipoh-Bestandteilen (siehe Pflanzenverzeichnis). Nach andern Angaben soll sie auch zum Vergiften von Bogenpfeilen benützt werden.

Eine weitere, sehr ausführliche Beschreibung verdanken wir Mr. Wray [102] jun., dem Kurator des Perak Government-Museums. Er giebt uns hauptsächlich genaueren Aufschluss über die Gewinnung des Antiaris-Milchsaftes. Es wurden ihm zwei Bäume gezeigt, die schon mehrmals angezapft waren, bis zu einer Höhe von 25'. Die Rinde wird mit tiefen Einschnitten versehen, nach Art der «Häringsknochenmethode», welche eine möglichst grosse Ausbeute gestattet, da der Milchsaft von einem Schnitt in den andern fliesst. Nebenstehende schematische Skizze, die dem Journal of the Anthropological Institut of Great Britain XXI. 1892 S. 477 entnommen ist, mag dies am besten veranschaulichen. Am Ende jeder Serie von Einschnitten — es sollen oft 3—4 solcher Serien am gleichen Stamm angebracht werden — ist ein Palmblatt befestigt, das den Saft in einen Bambus führt. Der Saft wird alsdann auf einen Holzspatel gestrichen und mittelst eines zweiten Holzspatels verrieben und über dem Feuer getrocknet. 96 gr genügen nach Aussage der Orang Semang, um 100 Pfeile zu vergiften. Der Saft, der bitter und beissend schmeckt, wird an der Luft rasch dunkel und liefert, auf dem Wasserbade getrocknet 29 °/₀ festes Ipoh. Über die

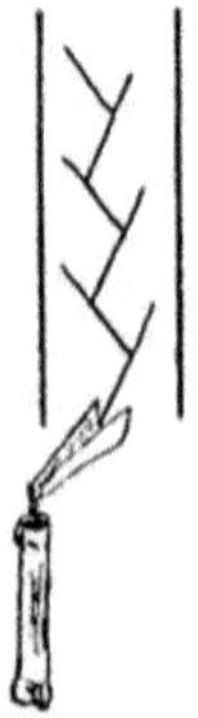

Verwendung von Arsen sagt Wray: «Die Ureinwohner in Perak kennen das Arsenik nicht; es kann aber durch Malayen eingeführt worden sein; auch würde Arsen den Genuss der getöteten Tiere ausschliessen.

Die Malayen brauchen das Arsen wohl nur zum Damaszieren ihrer Klingen und nicht als Gift.» Verfasser bemerkt ausserdem, dass nur die Ureinwohner in diesen Gegenden vergiftete Waffen gebrauchen.

Merkwürdiger Weise wird die Rinde von Antiaris, sowohl von den Orang Semang, als auch von den Orang Sakai zur Herstellung von Bekleidungsstücken gebraucht. Zu diesem Zweck wird die junge geklopfte Rinde entgiftet; dies geschieht durch monatelanges Einlegen in fliessendes Wasser. Es soll aber nur die sehr bastreiche Innenrinde benützt werden; die Aussenrinde wird abgeschabt. [Wray jun. (102) S. 478.] Ein Exemplar eines als «Schürze» bezeichneten Rindenstückes von Antiaris toxicaria befindet sich in der ethnographischen Sammlung des Basler Museums. Dieselbe stammt von Ceylon, wo die Rinde «riti» heisst.

Manchmal mischen die Orang Semang auch andere Gifte zu dem Ipoh. Die Pflanzen, welche dazu verwendet werden, heissen malayisch «likir» und «gadong». Likir gehört zu den Amorphophallus-Arten; gadong ist ein dorniger, klimmender Strauch, der zu den Dioscoreaceen gehört, (siehe Pflanzenverzeichnis). Die zerschnittenen Knollen werden in Tuchbeutel gegeben und fest gegen einandergeschlagen unter Vermeidung der Berührung mit der Haut. Der Saft beider Pflanzen wird mit dem Ipoh gemischt und auf einem Holzspatel getrocknet.

Die ausgepressten Knollen können ihres grossen Stärkegehaltes wegen auch gegessen werden, zu welchem Zwecke man sie durch Auswässern in fliessendem Wasser entgiftet.

Wray ist der Ansicht, dass der Zusatz dieser beiden Gifte lediglich den Zweck habe, lokale Entzündung hervorzurufen, um dem verwundeten Tier die Möglichkeit des Entfliehens zu nehmen, ehe das Ipoh zur Wirkung kommt. Die Eingeborenen sollen jedoch darin einig sein, dass reines Ipoh giftiger wirkt, als das Gemisch. Die Orang Sakai mischen kein likir, wohl aber gadong dazu, welches in dem Verhältnis 3 Ipoh auf 1 gadong geschieht. Die hügelbewohnenden Orang Sakai benützen im Gegensatz zu denjenigen der Ebene drei Bergpflanzen. Diese drei Pflanzen heissen: 1. «ipoh aker», 2. «prual», 3. «lampong».

No. 1 ist sicher eine Strychnosart, die bis auf 1300 m Meereshöhe gedeiht. Man gebraucht von ihr nur die Rinde der Wurzel und des untern Teiles des Stammes; sie wird oft ohne Zuthat verwendet. No. 2, prual, ist auch ein Kletterstrauch, der auf den Hügeln wächst. Dieses Gift ist nicht so stark wie Upas Antiar, wird aber auch wie solches verwendet. No. 3, lampong, ist auch eine Loganiacee, aber bedeutend kleiner, als ipoh aker. Auch hier ist es nur die weisse Wurzelrinde, die ausgekocht wird. Die Mischung geschieht im Verhältnis 6 ipoh aker, 1 prual, 1 lampong. Es steht fest, sagt Wray, dass Antiaris und ipoh aker von den Orang Sakai niemals oder selten mit einander gemischt werden.

Sehr ausführliche Mitteilungen verdanken wir weiter Stevens [88], von denen besonders diejenigen über die Herstellung der Pfeile, Köcher und Blasrohre, auf die ich später zurückzukommen habe, wertvoll sind. Ausserdem giebt er eine sehr grosse Anzahl von Namen verwendeter Pflanzen, deren Bestimmung mir grosse Mühe gemacht hat und nicht in allen Fällen gelungen ist. Ich verweise in dieser Beziehung auf den spätern Abschnitt, wo ich die Pflanzen einzeln besprechen werde. Seine verschiedenen Rezepte zur Herstellung des Giftes übergehe ich; einmal, da sie nichts wesentlich Neues bieten, und zweitens da, wie ich schon sagte, die dazu verwendeten Pflanzen meistens sich nicht sicher bestimmen lassen und endlich, weil das Journal, in dem er seine Beobachtungen veröffentlicht hat, leicht zugänglich ist. Ich bemerke an dieser Stelle nur, dass bei den Orang Benua sowohl, als auch bei den Orang Mintera, Antiaris, Strychnos und die Tuba-Wurzel (Derris elliptica) zur Giftbereitung in Anwendung gelangen.

Von dem Material, das von Stevens gesammelt wurde, haben H. und C. G. Santesson [78] und Elfstrand [20] ein als ‚blay-hitam' bezeichnetes und von Strychnos lanceolaris stammendes Gift einer Untersuchung unterworfen. Ich werde daher bei der Besprechung der Giftpflanzen darüber eingehender Bericht erstatten.

L. Lewin [53] macht keine neuen Angaben über die Bereitung, wohl aber über die Giftwirkung von Ipoh (siehe später).

Gustav Schneider von Basel verdanke ich mündliche Angaben über die Giftbereitung der Karo-Battaker in Centralsumatra. Da er, wie er mir mitteilte, der erste Europäer gewesen ist, der diese wilden Stämme aufsuchte, so wurde ihm mit Misstrauen begegnet. Jedoch gelang es ihm, Pfeilgift sowohl, als auch viele Pfeile durch Tausch zu erhalten, welches Material er mir gerne zur Verfügung stellte. Schneider war bei einer Giftbereitung selbst zugegen und vermutet, unter den vielen Ingredienzen 1. eine Strychnoswurzelrinde, 2. Antiaris (da der Baum auf Sumatra häufig vorkommt und wegen seiner Giftigkeit gefürchtet ist) und 3. Guttapercha, wovon er mir auch ein Muster gab. Letztere Beimischung hat, wie Schneider mitteilt, den Zweck der besseren Befestigung des Giftes am Pfeile, indem dadurch seine Klebrigkeit erhöht werden soll. Andererseits liegt es wohl auf der Hand, wie ich bemerken möchte, dass durch den Zusatz von Guttapercha die Löslichkeit des Giftes vermindert wird. Bei der Untersuchung seiner Pfeile jedoch, sowie auch anderer Giftproben, konnte die Anwesenheit von Guttapercha bestätigt werden (ich verweise auf Abschnitt VIII).

Dr. A. Malbec und Henri Bourgeois [55] bestätigen, dass die Sakais auf der malayischen Halbinsel zweierlei Pfeilgift gebrauchen;

ein heftiges und ein weniger heftiges. Beiden soll Antiaris zu Grunde liegen mit dem Unterschide, dass zu ersterem der Saft des klimmenden Strauches ‚gadong' (siehe oben) gemischt werde. Ich will auf die entgegengesetzte Ansicht bei Newbold verweisen, dem zufolge die Giftigkeit durch Zusatz von gadong herabgesetzt wird. Sie sprechen auch von dem Gebrauch von Strychnos Tieuté auf Java, der aber, wie ich schon sagte, wohl der Vergangenheit angehört.

Die Angaben von H. Ling Roth [76], S. 189, über Pfeilgifte von Borneo umfassen ebenfalls zweierlei Gifte, denen auch Antiaris und eine unbekannte Strychnosart zu Grunde liegen. Nach ihm sollen aber die Undups Antimon beifügen.

III. Giftigkeit und physiologische Wirkung.

Meine Mitteilungen hierüber können nur ganz fragmentarisch und lückenhaft sein, da ich als Nichtmediziner für die Beurteilung der entsprechenden Berichte mich nicht für kompetent halte. Ich mache nur folgende Bemerkungen:

1. Die Angaben über die Haltbarkeit des Giftes gehen weit auseinander. Nach einigen Mitteilungen verliert das Gift nach Monaten seine Wirksamkeit, während es nach andern sich nach 4 und 6 Jahren bei der Untersuchung in Europa noch wirksam erwies. Diese Verschiedenheit der Haltbarkeit wird vermutlich begründet durch die Verschiedenheit der im Ipoh enthaltenen Giftstoffe, von denen die alkaloidischen, wie Brucin und Strychnin, sehr widerstandsfähig sind, wogegen andere, von glykosidischer Natur, wie das Antiarin, leichter zersetzlich sein werden. Von den wenig bekannten, aber sicher leicht zersetzlichen Giften der Araceen, sowie der Discoreaceen, ferner des Pangium edule ganz zu schweigen.

2. Was die Giftigkeit der Ausdünstungen des Antiarisbaumes anbelangt, so sind alle Angaben darüber sicher übertrieben, wenn nicht aus der Luft gegriffen. Es sei dafür die im geschichtlichen Teil von Leschenault gemachte Beobachtung angeführt. Ich weise darauf hin, dass der Eingeborne, der einen Baum erklettern sollte, Stufen in die Rinde hieb; also sehr wahrscheinlich mit dem Safte durch vielleicht unbeachtete kleine Wunden in Berührung kam. Auf die unverletzte Haut gestrichen wirkt der Saft sicher nicht giftig, wie Stevens an sich selbst versucht hat. Manche andere Angaben über giftige Ausdünstungen scheinen darauf zurückzuführen zu sein, dass der Baum in vulkanischen Gegenden wächst, wo Kohlensäure dem Boden entströmt. Darüber berichtet z. B. Shangnessy [15]. Der Aufenthalt in solchen Gegenden ist bekanntlich gefährlich und dabei mögen Namen wie Gura-

Upas (Todesthal, Giftthal), womit eine Mofette am Valkan Papandajang bezeichnet wird, das ihrige beigetragen haben, wozu noch kommt, dass der Baum in jenem Thale wirklich wachsen soll. [Meyers Konversationslexikon, Artikel «Java»].

3. Für die furchtbare Giftigkeit des Ipoh selbst führe ich eine Erzählung von L. Wray [102] an, der beim Überschreiten eines Flusses im oberen Perak folgenden Unglücksfall beobachtete. Beim Umladen und Tragen des Gepäcks über die Felsen fiel ein Blasrohrpfeil aus einem Köcher und verwundete einen Träger am Fuss. Der Pfeil wurde sofort herausgezogen, die Wunde ausgedrückt, um Blutverlust zu veranlassen und mit Leim geschlossen. Der Mann klagte über grosse Schmerzen am Fuss, Krämpfe im Magen und Erbrechen (typische Symptome für Antiaris-Vergiftung nach Leschenault); er konnte nur mit Mühe gerettet werden. Die Semang sagten, dass, wenn der Pfeil tiefer eingedrungen wäre, der Verwundete sicher gestorben wäre. Es handelte sich um einen mit Antiarissaft vergifteten Pfeil.

Ferner erzählt H. Ling Roth [76] S. 190, dass 1859 30 Engländer im Kampfe mit Eingebornen des Kanowit-Stammes auf Borneo durch vergiftete Pfeile getötet worden sind. Ähnliches berichten Rumphius, Leschenault und andere.

4. Einige specielle Mitteilungen über die physiologische Wirkung eines von mir in meinem Material aufgefundenen Alkaloides bringe ich später in dem Bericht über meine eigenen Untersuchungen [Abschnitt VIII].

IV. Gegenmittel.

Vorbeugungs- und Gegenmittel gegen das Ipoh werden in der Litteratur verschiedentlich genannt. Die wirklich medizinische Behandlung übergehe ich aus den im vorigen Kapitel angeführten Gründen und beschränke mich darauf, einige interessante Angaben der Schriftsteller anzuführen.

Rumphius erzählt in seinem Herb. Amb., dass die Holländer sich gegen die vergifteten Pfeile nicht anders zu schützen wussten, als dass sie weite Kleider aus Segeltuch anfertigten, die sie über die andern Kleider sackartig überziehen konnten. In den weiten Falten dieser Kleider fingen sich alsdann oft die Pfeile, ohne Schaden anzurichten. Später griffen sie zu Brechmitteln und benützten zu diesem Zweck menschliche Exkremente (siehe auch Nieuhoff [62]). Später verwendeten sie die Wurzel von Crinum asiaticum L. (nach Rumphius = Radix toxicaria, holländisch: spatwörtel = Giftwurzel, malayisch: bakoeng [siehe Pflanzenverzeichnis]). Die Wurzel wird gekaut, der Saft heruntergeschluckt und der Rest auf die Wunde gelegt; es soll dies heftiges Brechen erregen.

Die Makassaren hingegen verwenden als sicherstes Gegenmittel einen milchsaftspendenden Baum, den sie »poele« nennen. Nach Greshoff = Alstonia scholaris Br. Davon verwenden sie die Stiele der Blätter, die sie zuspitzen und an einem Draht befestigen. Die Spitze des Blattstieles hält man auf die Wunde und glaubt so das Gift herauszuziehen. Der Draht hat nur den Zweck, die Blattstielspitze wieder entfernen zu können.

Greshoff [30] 1890, S. 94, sagt, dass die gekaute Wurzel von Hernandia sonora L. als ein vortreffliches Gegenmittel gegen das makassarische Pfeilgift geschätzt ist.

E. Kaempfer [45] 1712 rühmt vor allem als Gegenmittel die Wurzel von Ophioxylon serpentinum L.

Die Anwendung von Chloralhydrat (Malbec et Bougeois), die im geschichtlichen Teil erwähnt wurde, ist natürlich bei den Eingebornen unbekannt, weil es ihnen nicht zur Verfügung steht. Dagegen finden wir oft Meersalz (als Laxans?) angegeben (Stevens, Leschenault u. a.), vermischt mit unreifen Maiskörnern (Lewin). Doch wird diesem Mittel von Leschenault kein Vertrauen geschenkt.

Da und dort stösst man in der Litteratur auch auf den malayischen Namen einer Pflanze, die als Præservativ Anwendung finden soll. Botanisch sind solche Pflanzen aber nur wenig bestimmt (siehe Pflanzenverzeichnis). Leschenault giebt als Præservativ Andira Horsfieldi Lesch. (Papilionaceen) an, die als Heilmittel für alles Mögliche gelten soll.

Pleyte [66] empfiehlt Aussaugen der Wunde und Einnehmen von Spirituosen. Im übrigen verweise ich auf mein Pflanzenverzeichnis.

V. Herstellung und Anwendung der Giftpfeile sowie der übrigen zu ihrem Gebrauch notwendigen Utensilien.

Nach den Mitteilungen über die Herstellung des Ipoh ist es wohl angezeigt, über die Giftpfeile, ihre Herstellung und Anwendung, sowie der übrigen dazu gehörigen Utensilien zu referieren, wobei ich mich möglichster Kürze befleissigen will, um von meinem eigentlichen Thema nicht zu weit abzuschweifen. Immerhin glaube ich, dass die folgende Darstellung manchem nicht unwillkommen sein wird. Hier muss vor allen Dingen betont werden, dass es sich in den allerwenigsten Fällen um den Gebrauch von Bogenpfeilen handelt. Die meisten Eingeborenen dieser Gegenden schiessen vielmehr ihre Giftpfeile aus dem Blasrohr (siehe meine Karte über die geographische Verbreitung des Gebrauches von Blasrohren).

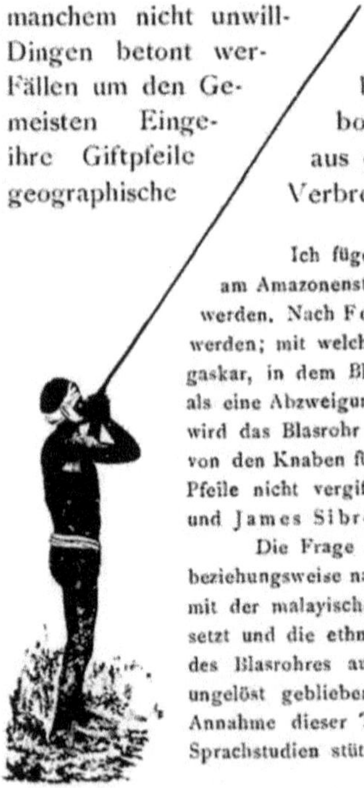

Ich füge hier bei, dass Blasrohre mit vergifteten Pfeilen noch am Amazonenstrome und in Kolumbien, also im Curare-Gebiet, benützt werden. Nach Fox [24] soll das Blasrohr auch in Costa-Rica verwendet werden; mit welchem Gift, ist mir nicht bekannt. Das Gebiet auf Madagaskar, in dem Blasrohre in Gebrauch stehen, wird von Schurtz [83] als eine Abzweigung unseres Gebietes betrachtet. Nach Hartmann [33] wird das Blasrohr bei den Howas, einem Volksstamme auf Madagaskar, von den Knaben für Jagd auf Vögel benützt, anscheinend werden aber die Pfeile nicht vergiftet vgl. auch Ratzel, Völkerkunde 1897, II, S. 503, und James Sibree, Madagaskar, 1881, S. 241).

Die Frage nach dem Ursprung der Einwohner von Madagaskar, beziehungsweise nach dem verwandtschaftlichen Zusammenhang derselben mit der malayischen Rasse (was eine Einwanderung von Osten voraussetzt und die ethnographische Erklärung für den sporadischen Gebrauch des Blasrohres auf dieser Insel bringen würde). ist bis heute noch ungelöst geblieben. Die Beweisführung des Engländers Sibree zur Annahme dieser Theorie, die sich im wesentlichen auf vergleichende Sprachstudien stützt. scheint sehr viel Überzeugendes für sich zu haben.

(Die obige Abbildung stellt einen Orang Sakai dar, der mit dem «Sumpitan» vergiftete Pfeile schiesst. Sie ist einer photographischen Aufnahme nachgebildet, die Herr Professor Rud. Martin auf der malayischen Halbinsel aufgenommen hat.)

Nach den wenigen Nachrichten, die ich über vergiftete Bogenpfeile gefunden habe, stehen solche fast nur auf dem Festlande von Hinterindien in Gebrauch. Nur für die Mentawai-Inseln* (westlich von Sumatra) erwähnt Greshoff den Gebrauch von Bogenpfeilen, die mit Antiaris vergiftet sind (siehe auch meine Tabelle über die Verbreitung von Blasrohr und Bogen). Dabei bemerke ich, dass sich östlich an das uns interessierende Gebiet ein von Melanesiern bewohntes Gebiet anschliesst, das von Neu-Guinea bis zu den Neuen Hebriden reicht (siehe: Journal of the Anthropological Institute vol. XIX 1891, S. 215 «On poisoned arrows in Melanesia»), in welchem Gebiet man Bogenpfeile benützt, die mit Strychnin und Arsenik vergiftet sind. Wie man sieht, hat dieses Gebiet mit dem uns interessierenden manches Verwandte; aber das Ipoh in engerm Sinne, der Milchsaft von Antiaris toxicaria Lesch., fehlt.

Folgende beiden Angaben stellen den Gebrauch von Bogenpfeilen auf der malayischen Halbinsel ausser Frage. Newbold [60] sagt: «Ipoh mallaye tötet einen Menschen in einer Stunde und einen Tiger in 3 Stunden; es wird auch für Bogenpfeile benützt». Es ist dies das oben schon erwähnte Gift, zu dem unter anderem Thevetia neriifolia Juss. Verwendung findet.

L. Wray [100] sagt: «Die Semang, die im Norden von Perak wohnen, benützen beides, Blasrohrpfeile und Bogenpfeile, während die Sakais, die im Süden wohnen, nur Blasrohrpfeile benützen.» Ausserdem erwähnt C. M. Pleyte [66] in dem uns interessierenden Gebiet die Verwendung des Bogens von Java und Bali, ohne aber über die gleichzeitige Verwendung von Gift etwas zu sagen.

Der Vollständigkeit halber sei noch eine dritte Art der Verwendung von Ipoh Antiar zu Jagdzwecken mitgeteilt, nämlich diejenige zu Bogenfallen. Wir lesen darüber in den Verhandlungen der Berliner Gesellschaft für Anthropologie 1878 [85], S. 433: «Die Mintras und Jakuns auf der malayischen Halbinsel verwenden ebenfalls vergiftete Pfeile und Bogenfallen.»

Nebenstehende Skizze [von Siebold] möge die einfache Anordnung solcher Bogenfallen veranschaulichen. Eine in den Boden gesteckte Rute trägt an ihrem Ende einen kurzen Stachel, der in rechtem Winkel angebracht ist. Dieser Stachel ist mit Ipoh vergiftet. Die Rute wird nach unten gebogen und ihr Ende mittelst einer Gabel am Boden leicht festgehalten. Die geringste Berührung lässt die Rute nach oben zurückschnellen und kann so mit ihrem Stachel das erwünschte Ziel verwunden.

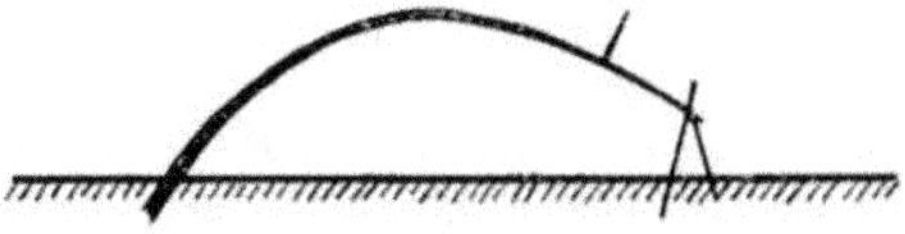

Eine genaue Beschreibung der Blasrohrpfeile giebt uns schon Rumphius [77]. Ich lasse daher dessen Angaben zuerst folgen. Er sagt in seinem Herb. Amb. Bd. II, S. 265: «Tela, quæ hoc inficiuntur

* siehe meine Mitteilung über die geographiche Verbreitung des Ipoh-Gebrauches.

veneno, Malaice ‚Sompit‘ dicta (man bemerke den Unterschied zwischen Sompit = Pfeil und Sompittan (siehe S. 32) = Blasrohr), bacelli sunt, tenues ultra pedem longi immo sæpe sesqui-pedales ex tenni ligno seu arundine confecti culmi crassitie, recti et firmi in horum extremo lata ac denticulata superficies ex Lamii piscis dente (Haifischzahn) confecta adapta est, quæ veneno obducitur forma gummi nigricantis; in inferiore teli parte oblongum apparet suber (Dichtungspfropf) formatum ad canalem fistulæ emissoriæ (Blasrohr).»

Das Gewicht dieser Blasrohrpfeile darf naturgemäss nicht gross sein; sie sind daher aus Bambussplitttern oder meistens aus den Blattrippen von verschiedenen Palmen hergestellt. Und zwar nach Pleyte z. B. bei den Orang Dajak von Eugeisona tristis Griff. (Palmæ) und nach Stevens bei den Orang Sakai von einer Palme, genannnt ‚keredak‘ (malayisch), einer noch unbestimmten Art, ähnlich der Siegelwachspalme Cyrtostachys Lakka Becc. Auf Sumatra verwendet man bei den Menangkabau-Malayen Arenga saccharifera zur Herstellung der Pfeile (siehe Pflanzenverzeichnis).

Der Pfeil selbst heisst malayisch (nach Stevens) «dâmak». Auf seine Herstellung wird grosse Sorgfalt verwendet, weil davon die Treffsicherheit abhängt. Die Form des Pfeiles, vor allen Dingen in Bezug auf seine Spitze, variiert je nach der Art seiner Bestimmung. Darüber berichtet Leschenault wie folgt: «Die javanischen Pfeile sind von denjenigen von Borneo in ihrer Form sehr verschieden. Während auf Borneo die Pfeilspitze gewöhnlich von Eisen und lanzenförmig ist, sind die Pfeile auf Java ohne aufgesetzte Spitze, lang, pfriemenförmig und sehr dünn, um das Abbrechen der Spitze in der Wunde zu ermöglichen.» Delille, sein Mitarbeiter, hält dies für vorteilhaft und sagt, indem er sich auf seine zahlreichen Versuche stützt, dass die Wunde gefährlicher wird, je kleiner sie ist. Er begründet dies damit, dass mit stärkerem Blutverlust, also bei grösserer Wunde, dem Gift die Möglichkeit, aus dem Körper wieder herausgeschafft zu werden, eher geboten wird.

Die einfachste und wohl auch meist verwendete Form ist die spindelförmige. Grösse und Dicke des Pfeiles richten sich nach der Grösse und Stärke der Tiere, die erlegt werden sollen. Beide Enden verlaufen allmählich in eine Spitze, von denen die hintere einen Pfropf von sehr leichtem weissem Holz trägt. Der ganze Pfeil ist fein geglättet, nach Angaben von Stevens mit den Blättern einer ‚akkermomplas‘ genannten Pflanze. Der nur aufgesteckte Pfropf, der aus verschiedenem leichtem Material sein kann (er wird auch, nach Pleyte, auf Palawan durch rohe Baumwolle ersetzt; bei den Malayen von Menangkabau auf Sumatra ist er aus Schilf gefertigt), dient dazu, dem Pfeil im

Blasrohr seine bestimmte Lage zu geben und dasselbe nach hinten abzuschliessen. Er muss daher sehr exakt, dem Lumen des Blasrohres entsprechend, gearbeitet sein. Seine Form ist verschieden, wie aus Abbildung 1, 2 und 3, Taf. I, hervorgeht. Das entgegengesetzte Ende, die Spitze, trägt nun das Pfeilgift. Dieses wird in dünner Schicht, die nur den Bruchteil eines Millimeters beträgt, etwa bis 3 cm von der Spitze nach rückwärts aufgetragen.

In Abbildung 1 sind drei solcher spindelförmiger Pfeile der Orang Sakai wiedergegeben und zwar in halbnatürlicher Grösse, die sich wesentlich nur in der Form der Holzpfropfen unterscheiden. Dieselben stammen aus der Privatsammlung des Herrn Prof. Rud. Martin in Zürich. Ein bedeutend schwererer Pfeil ist in Fig. 10, Tafel I, wiedergegeben, den ich der Freundlichkeit des Herrn Dr. F. Sarasin verdanke. Er stammt, wie die beiden unter Fig. 8 und 9 abgebildeten, von Celebes. An seinem untern Ende fehlt der Dichtungspfropf, der erst vor dem Gebrauch aufgesetzt wird. Dieses Exemplar scheint nicht aus einer Palmblattrippe hergestellt zu sein, sondern aus einem ziemlich harten Holze. Seine Farbe ist dunkelbraun bis schwarz. Nach dem Entfernen des Giftes durch Einweichen in Alkohol zeigten sich unter der 5 cm langen Giftschicht feine spiralförmige Einschnitte.

H. Ling Roth [76], S. 189, giebt uns darüber folgendermassen Aufklärung: «Die Punans vergiften ihre Pfeile wie folgt: Sie haben ein Bündel von Pfeilen bei sich an ihrer Seite, und sobald die giftige Substanz heiss genug war, nahmen sie eine kleine Menge und schmierten sie über einen Holzspatel (siehe Abbildungen) mittelst eines pistillartigen, hölzernen Instrumentes, bis die Platte mit einer dicken Lage bedeckt war. Dann rollten sie die Spitze eines Pfeiles quer über die Platte, so dass sie mit der pastenartigen Masse bedeckt wurde. Dann machten sie einen spiralförmigen Einschnitt in den Kopf (Spitze) des Pfeiles und rollten ihn von neuem auf der Platte. Der Pfeil war alsdann fertig zum Gebrauch.»

Sehr oft tritt aber an Stelle der spindelförmigen Zuspitzung des Pfeiles eine künstlich aufgesetzte Spitze. Zwei sehr schöne Exemplare, die ich ebenfalls Herrn Dr. F. Sarasin verdanke, sind in halbnatürlicher Grösse in Fig. 8 und 9, Tafel I, und die Spitzen in natürlicher Grösse in Fig. 11 und 12 abgebildet. Sie stammen ebenfalls von Celebes und zwar wahrscheinlich von den Toradja-Stämmen, die schon Rumphius in seinem Herb. Amb. erwähnt.

Dass es sich nicht um Bogen-, sondern um Blasrohrpfeile handelt, beweist schon der Verdichtungspfropf am untern Ende des kleinern Pfeiles. Diese Pfeile waren ungemein stark vergiftet. Die Mächtigkeit der Giftschicht bei 1 mm Dicke beträgt 7 cm in der Länge. Die aufgesetzte Spitze ist aus Bambus gefertigt, mit zwei Widerhaken versehen und mittelst Bast am Schafte des Pfeils befestigt, wie man aus der Abbildung erkennen kann. Solche aufgesetzte Spitzen sind auch oft aus Fischknochen (siehe Rumphius), oft aus Splittern von Menschenknochen, selten von Metall (Eisen) hergestellt. Leschenault giebt weiter darüber genaue Angaben. Die Orang Dajas (?) sollen ihre Pfeile aus fein gespaltenem Bambus herstellen von etwa 8 Zoll Länge. Die Pfeilspitzen für Jagdzwecke sollen von Eisen sein, die für Kriegszwecke ein Haifischzahn oder eine Kupferlamelle, die nur wenig in den Schaft eingelassen und wesentlich nur durch das Gummiharz (?) des Ipoh befestigt ist. Die Blutwärme macht das Ipoh leicht schmelzen, sodass die Spitze in der Wunde stecken bleibt.

Der in Fig. 7 dargestellte Pfeil mit doppelter Spitze (es ist nur ein abgebrochenes Ende eines 40 cm langen Pfeiles) stammt von Celebes. Pleyte [66] hat solche Pfeile auch auf Palawan und Calamianes beobachtet.

Ich lasse nun wenige Bemerkungen über das Blasrohr selbst folgen.

Wie wir sehen werden, ist die Herstellung desselben heute noch die gleiche, wie zur Zeit von Rumphius (Mitte des XVII. Jahrhunderts). Er schreibt darüber folgendermassen: «Fistula hæc seu Sompittan longitudinem viri habet ex duro et nigricante ligno fabricata, interius excavata canali recto et æquali ad digiti minoris crassitiem. Huic immittuntur tanta vi, ut ad sclopeti minoris (kleine Pistole) distantiam ejiciantur, quamprimum vero tale telum aliquid tangit, ejus hamus infixus remanet, telumque istud parvum tantum extrahitur vel solum decidit sponte sua.»

Die Beschreibung des Sumpitan trifft für Celebes, von dem ja auch Rumphius spricht, allerdings zu. Ich habe ein solches Sumpitan aus schwarzem, hartem Holze in der Privatsammlung der Herren Dr. F. und P. Sarasin gesehen. Dagegen sind sie auf der malayischen Halbinsel aus Bambus hergestellt und zwar derart, dass sie eigentlich aus zwei ineinandergeschobenen Röhren bestehen, von denen die innere sicher aus Bambus besteht, dessen Internodien durchstossen sind und mit vieler Mühe ausgefeilt werden, wodurch eine zwei Meter lange Röhre entsteht. Die gleiche Herstellungsweise ist auf Sumatra üblich;* Herr Gustav Schneider in Basel ist im Besitze eines sehr schönen Exemplares, dessen äussere Röhre aber kein Bambus zu sein scheint. Das Museum der Basler Missionsgesellschaft besitzt ein hölzernes Sumpitan von Borneo, das, zum Unterschiede von denjenigen von der malayischen Halbinsel, eine Zielvorrichtung an seiner Spitze besitzt, ähnlich dem Korn unserer modernen Waffen. Schon Leschenault beobachtete ein ähnliches

* Ein besonders günstiges Material zur Anfertigung von Blasrohren liefert die *Bambusa longinodis* (siehe Pflanzenverzeichnis), da sie bis 2 m lange Internodien besitzen soll. Nach Pleyte [66] wird diese Varietät auf Sumatra von den *Lubus* verwendet (siehe auch Müller [59]).

Blasrohr mit Lanzenspitze bei einem Manne der «Orang Dajas» auf Madura, der ihm auch reichlich Aufschluss über die Bereitungsweise ihres Peilgiftes geben konnte. Zugleich wird es aber auch als Stich- oder Wurfwaffe benützt, indem es vorne mit einem circa 15 cm langen bajonettartigen Messer versehen ist.

Die meisten Sumpitan bezitzen, ähnlich unseren Blasinstrumenten, ein abnehmbares Mundstück. Das Schiessen mit dem Blasrohr erfordert viel Übung; es geschieht auf folgende Weise: die sehr leichten Pfeile, die, wie schon erwähnt, an ihrem hinteren Ende mit einem Dichtungspfropf von leichtem Material versehen sind, werden in dem Blasrohre durch eine wollige Substanz, von der auf S. 36 die Rede sein wird, luftdicht abgeschlossen.

Das so geladene Sumpitan setzen die Eingeborenen an den Mund und bringen es in diejenige Lage, wie sie die auf S. 28 abgebildete Figur darstellt. Durch einen kurzen aber kräftigen Stoss sollen die Pfeile bis auf 30 Meter Entfernung fliegen.

Die Aufbewahrung der Pfeile geschieht in hübsch gearbeiteten Köchern aus Bambus. Ein solcher wurde mir von Herrn Prof. Rud. Martin und ein zweiter von Herrn Dr. F. Sarasin zur Reproduktion überlassen. (Vgl. Taf. III, No. 5 und 7.)

Ersterer, von den Orang Sakai stammend, stellt ein Bambusglied vor, das an seinem offenen Ende mit einer geflochtenen Kappe bedeckt ist. Zur Befestigung um die Lenden dient ein Rotangseil, das mit mehreren geflochtenen Riemen am Köcher seitlich befestigt ist. Am längeren Ende dieses Seiles befindet sich ein Affenknochen, der als Gürtelschluss dient.

Dieser Gebrauch scheint bei den Orang Sakai allgemein zu sein (siehe Pleyte [66], S. 34).

Die geflochtene, abnehmbare Kappe — Prof. Martin fand bei einigen Stämmen der Orang Sakai auch geschnitzte Holzdeckel — enthält in ihrem oberen Teil eine Quantität der oben erwähnten wolligen Substanz, die beim Schiessen als Dichtungsmaterial verwendet wird. Es wird davon auf S. 36 die Rede sein. Im Köcher selbst sind die Blasrohrpfeile eigenartig aufbewahrt. Im Innern desselben befindet sich eine herausnehmbare Vorrichtung, die ich mit unserem modernen Patronengürtel vergleichen möchte. Diese Vorrichtung hat die Höhe des Köchers und wird aufgerollt in diesen hineingesteckt. Aus dem Köcher herausgenommen und ausgebreitet, stellt sie ein Röhrensystem dar von dünnen, gleichlangen Bambusgliedern, die quer unter einander verschnürt sind. Auf diese Weise steckt jeder Pfeil, mit der Spitze nach unten, gesondert in einem eigenen Bambusglied, wodurch die Berührung der Pfeile unter einander vermieden werden soll.

Ein zweiter Köcher des Herrn Dr. F. Sarasin von West-Borneo unterscheidet sich von dem soeben beschriebenen in drei Punkten (siehe Taf. III, Abb. 6 und 7). Wie wir beim Vergleichen der beiden Abbildungen sofort bemerken, tritt an Stelle der geflochtenen Kappe ein Deckel von Bambus, der durch Flechtwerk verziert ist. Das Seil, das beim ersten direkt um die Lenden befestigt wird, ist hier ersetzt durch eine hölzerne Gabel, womit der Köcher an einem Lendengürtel angehängt werden kann. Dann aber besteht vor allem ein wesentlicher Unterschied im Innern. Die Pfeile sind hier nicht in einem Röhrensystem von Bambus aufbewahrt, sondern alle zusammen in ein Palmblatt eingewickelt. Das ganze Pfeilbündel steckt in einem besonderen Futteral von getigertem Katzenpelz, wahrscheinlich von einer Viverra-Art. Ich habe diesen hübschen Pelz besonders abgebildet. Im Grunde des Köchers befand sich ein Stück eingetrockneten Pfeilgiftes. Verdichtungswolle und Verdichtungspfropfe der Pfeile fehlen bei diesem Exemplar. Der Köcher gehört dem Basler Museum für Völkerkunde.

Stevens [88] giebt uns noch eine interessante Notiz über die Bezeichnung der Pfeile nach dem Grade ihrer Giftigkeit, die er bei den Orang-Benua auf der malayischen Halbinsel beobachtet haben will.

Bezeichnung der Pfeile nach dem Grade ihrer Giftigkeit:

1. Unvergiftete Pfeile	(kein Zeichen)	für kleine Vögel
2. Mit Ipoh (nur Antiaris)	·	für grosse Vögel
3. Mit Ipoh und Fischstacheln vergiftete Pfeile	· ·	für Eichhörnchen
4. Mit Ipoh, Fischstacheln und hundertfüssigen Skorpionen vergiftete Pfeile	∴ (mal. = Musang, batt. = Misang, eine Art. Viverra = Paradoxurus fasciatus)	für Musang
5. Mit vollem Gift (einschliesslich Schlangengift) vergiftete Pfeile	∷	für Affen.

Solche Zeichen konnte ich auf keinem der mir überlassenen Pfeile bemerken.

Was nun die Aufbewahrung des fertigen Pfeilgiftes selbst anbelangt, so ist darüber zu sagen, dass dies hauptsächlich nach zweierlei Art geschieht. Wohl das Gewöhnliche ist in Bambusbüchsen. Auf Taf. III sind 4 verschiedene solcher Bambusbüchsen in halbnatürlicher Grösse abgebildet, die zum Aufbewahren von Ipoh gedient haben.

1 und 2 tragen abnehmbare Deckel, das Ende eines Internodiums, das mit einer Spitze versehen ist; während 3 und 4 nur mit einem Holzpfropf verschlossen sind. 2 ist ausserdem mit hübschen Ornamenten versehen, die offenbar mit Kalk eingerieben waren, um sie deutlicher hervortreten zu lassen. Die Spitze, die bei 4 fehlt, hat den Zweck, die Giftbüchse in der Nähe des Feuers an der Wand der Hütte zu befestigen.

Der Inhalt ist gegenwärtig von der Konsistenz eines trockenen Extraktes und kann leicht mittelst eines Messers losgebröckelt werden. Farbe und Bruch ist derjenige von Lackrize. Die Eingeborenen schützen das Gift sorgfältig vor dem Eintrocknen, indem sie erst einen Holzpfropf, dann eine Schicht Bienenwachs und endlich eine feuchte Membran darüber legen (Stevens).

Taf. II veranschaulicht eine andere Art der Aufbewahrung von Ipoh. Ursprünglich wohl nur zum Vergiften der Pfeile benützt, sehen wir hier flache Holzspatel, auf denen das Pfeilgift auf beiden Seiten etwa Millimeter-dick aufgestrichen ist und auf diese Weise aufbewahrt wird.

Die Spatel sind in halbnarürlicher Grösse reproduziert. Durch das Alter ist die Giftschicht ausgetrocknet und infolge dessen rissig geworden, 1 und 3 sogar mit Schimmel bedeckt. Fig. 4 ist mit besonderer Sorgfalt in ein Palmblatt eingehüllt und mittelst Bast zugebunden. Ich verweise auf die von Wray jun. [100] gegebene Beschreibung der Gewinnung von Ipoh, wo ebenfalls die Verwendung von Spateln erwähnt ist.

Endlich eine dritte, wohl seltenere Art der Aufbewahrung ist diejenige, welche Fig. 5 veranschaulicht. Hier befindet sich das aus Borneo stammende Gift direkt in ein Palmblatt lose eingewickelt.

Laut Mitteilungen von Leschenault [52] findet diese Art der Aufbewahrung auf der Insel Madura und zum Teil auch auf Borneo statt.

Flückiger erwähnt im Archiv der Pharmacie 1892 eine merkwürdige Substanz, die unter dem Namen «Legen» in Form von dünnen 10—15 cm langen Stengeln in den Handel kommen soll und ausserordentlich giftig ist. Es wurde darin bis 15 % Strychnin gefunden. Ihr Ursprung und Zweck ist ihm unbekannt. Es erscheint nicht unwahrscheinlich, dass es sich dabei um das soeben beschriebene Pfeilgift von Borneo handelt.

Um nun das Gift auf die Pfeile aufzutragen, wird es auf dem Spatel durch Erhitzen weich gemacht, alsdann die Spitzen der Pfeile flach aufgelegt und durch Drehen mil dem klebrigen Stoff beschmiert, worauf das Gift nach dem Erkalten vollständig trocknet. Auch aus den Bambusbüchsen soll das Gift vorher auf den Spatel übertragen werden.

Die Bambusbüchsen werden verschiedenenorts, sicher nach mündlichen Angaben von G. Schneider auf Sumatra am Köcher angehängt und mitgetragen. Ein solches Büchschen ist z. B. auf Taf. III in No. 3

abgebildet, das ich selbst von einem Köcher entfernt habe. Doch scheint dieses Anhängen nicht überall der Fall zu sein, wenigstens wurde es von Herrn Prof. Martin auf der malayischen Halbinsel nirgends gesehen, er fand vielmehr die Ipohbüchsen sowie auch die Spatel sorgfältig in den Hütten aufbewahrt.

Endlich noch ein Wort über die oben erwähnte Verdichtungswolle, wie ich solche in der geflochtenen Kappe des abgebildeten Köchers von Perak gefunden habe. Ihre mikroskopische Untersuchug hat ergeben, dass es sich weder um eigentliche tierische Wolle, noch um Bastfasern, noch um Baumwolle handelt, welch letztere zwar nach Pleyte [66] verschiedenenorts dazu verwendet wird. Sie besteht vielmehr aus einem Pflanzenhaar, das eine Reihe leerer, zusammengefallener Zellen bildet. Nach Pleyte wird sie geliefert von dem sammetartigen Überzug, den man am Grunde der Blattrippen von einigen «rattans» (Calamus spec.) findet; die Orang Sakai sollen sie auch als Feuerzunder benützen. Auf Sumatra verwenden die Menangkabau-Malayen rohe Baumwolle zu diesem Zweck.

Die Dichtungspfropfe der Pfeile bestehen aus verschiedenen schwammigen Hölzern, deren sich zweierlei unterscheiden lassen: das eine (an Pfeilen des Herrn Prof. Martin und Herrn Dr. Sarasin) stammt aus dem Stengel einer Monocotyle. In dem dünnwandigen Parenchym liegen kleine collaterale Gefässbündel mit zwei grossen und wenig kleineren Gefässen, die auf der Phloëmseite eine Sichel von Fasern erkennen lassen.

Das zweite, das ich nur an Pfeilen von Professor Martin gefunden habe, besteht aus einem sehr weichen Dicotyledonenholz. Die Markstrahlen sind bis vier Zellen breit, ihre Zellen radial gestreckt; die Holzstrahlen bestehen aus dünnwandigem Parenchym mit einzelnen oder zu kleinen Gruppen zusammengestellten Gefässen. Ich vermute, dass es das Holz einer Malvacee ist. So zeigt z. B. das Holz der *Lavatera arborea,* die am Mittelmeer heimisch ist, einen ganz analogen Bau (nach Möller: Holzanatomie, Denkschriften der Wiener Akademie 1876).

VI. Geographische Verbreitung des Gebrauches von Ipoh.

Die Verwendung des Giftes ist naturgemäss gebunden an das Vorhandensein der zu seiner Herstellung verwendeten Giftpflanzen; denn von einer weitern Verbreitung desselben durch den Handel ist mir nichts bekannt geworden, wenn schon die erwähnten, mit Gift bestrichenen Holzspatel innerhalb engerer Bezirke verbreitet zu werden scheinen. Es ist das erwähnenswert, da ja das in mancher Beziehung so ähnliche Curare-Pfeilgift Südamerikas anscheinend durch den Handel über weite Gebiete wandert. Über die frühere Verbreitung des Gebrauches von Ipoh können wir uns bei den lückenhaften Nachrichten, die uns vorliegen, nur eine unvollständige Ansicht bilden. Es ist aber mit Sicherheit anzunehmen, dass dieselbe in dem Gebiet, dessen Grenzen ich nachher festzulegen versuchen will, früher viel verbreiteter gewesen ist, als heute. Wie alle Pfeilgifte auf der Erde, verschwindet auch wohl das Ipoh über kurz oder lang vor den weittragenden Feuerwaffen.

Im Jahre 1859 sagt van Hasselt [37] wörtlich über die geographische Verbreitung der asiatischen Pfeilgifte: «Nicht auf dem Festlande Asiens, sondern nur auf den Inseln des ostindischen Archipels werden Pfeilgifte verwendet und zwar besonders im östlichen Teile Javas, wo auch die zur Darstellung dienenden Pflanzen am häufigsten vorkommen; auch auf Sumatra sollen Pfeilgifte im Gebrauch sein; doch ist dies mit Sicherheit nur für die östliche Inselgruppe von Bali bis Timor (kleine Sundainseln) zu behaupten. Am häufigsten trifft man diese Pfeilgifte gegen Norden von Java, von Madura bis gegen die Philippinen; hauptsächlich früher auf Celebes bei den Makassaren, gegenwärtig nur noch bei den Bewohnern von Toradja; ferner auf Borneo, auf der Westküste, bei den Landas oder Landakkern, mit noch mehr Sicherheit bei den Orang Dajas oder Dajakern.»

Diesen wertvollen Angaben van Hasselts will ich sofort hinzufügen, dass die Philippinen, mit Ausnahme von Palawan und Calamian, die eine Brücke bilden zwischen Borneo und den Philippinen, für uns ausser Betracht fallen, da ja, wie ich schon sagte, das dort verwendete

Gift von einer Rutacee, der *Lunasia philip. Planchon* (= Rabelaisia philippensis), stammt. Ferner werde ich zeigen, dass unser Gift auch auf dem Festlande der malayischen Halbinsel in ziemlich ausgedehntem Masse noch gebraucht wird. Am wichtigsten für uns von den Angaben van Hasselts ist, dass er im Jahre 1859 das Gift auf Java und Madura noch konstatieren konnte, wo es jetzt mit der Antiaris toxicaria der fortschreitenden Kultur hat weichen müssen. (Ich erinnere daran, dass es auch Leschenault auf Java zuerst kennen lernte.) Auf Grund meiner Litteraturstudien und meiner Untersuchungen mit reichlich vorhandenem Material umgrenzt sich das Gebiet des Gebrauches von Ipoh folgendermassen (siehe beifolgende Karte): Auf Ceylon fehlt das Gift, obschon Antiaris toxicaria dort vorkommt. Auch die Weddas, jener interessante Rest alter Einwohner auf Ceylon, kennen das Gift nicht, wie mir die besten Kenner dieses Volkes, die Herren Dr. F. und P. Sarasin in Basel, versichert haben. Dagegen findet es sich auf dem malayischen Archipel und auf der malayischen Halbinsel. Was die Molukken anbetrifft, so sind wir darüber nur wenig unterrichtet. Zur Zeit von Leschenaults Forschungsreise im Jahre 1805 wurde ihm versichert, dass auch auf dieser Inselgruppe Ipoh gebraucht würde. Nach Nordosten ist das Gebiet begrenzt durch die Philippinen, wie ich schon erwähnte; von Neuguinea ist über eine Verwendung von Ipoh nichts bekannt. Die dort verwendeten Pfeilgifte sind andern Ursprungs (Lewin). Wie weit sich der Gebrauch nach dem Norden von Hinterindien erstreckt, ist nicht genau festzustellen, da wir über die Reste der autochthonen Bewohner jener Gegenden, die allein das Gift anzuwenden scheinen, wenig wissen. Indessen führt es Lewin [53] für Cochinchina (mit Horsfield), Anam und Tonkin an.

Im Süden bildet Australien die Grenze, von wo wir keine Nachricht haben.

Die Frage, ob der Gebrauch von Ipoh malayischen Ursprungs ist, muss aller Wahrscheinlichkeit nach verneint werden. Wenigstens gilt dies mit Sicherheit für die malayische Halbinsel, wo Ipoh nur bei Nichtmalayen in Gebrauch steht; ferner aus dem gleichen Grunde für Celebes. Die als Præ-Malayen bezeichneten Dajaks auf Borneo verwenden es reichlich. Wie mir Herr Prof. Martin mitteilt, wissen wir aber, dass in frühern Jahrhunderten ein Verkehr zwischen ihnen und den Ureinwohnern der malayischen Halbinsel stattgefunden hat, sodass die Vermutung möglich ist, dass die Orang Sakai das Gift von jenen kennen gelernt haben, oder, dass umgekehrt die Dajaks es von hier nach Borneo brachten. Wo der Gebrauch des Giftes entstanden ist, ist jedenfalls dunkel. Ob weitere Forschungen darüber noch Licht verbreiten, muss abgewartet werden. Ich kann nur konstatieren, dass die ältesten Nachrichten es immer nur von Celebes erwähnen.

Endlich sei noch einiges über die Verbreitung des Sumpitans gesagt. Ich stütze mich dabei hauptsächlich auf die Studien, die

C. M. Pleyte [66] darüber veröffentlicht hat. Die Quintessenz seiner ausführlichen Mitteilungen, in denen wir auch allerlei Interessantes über die Herstellung des Ipoh, der Pfeile etc. kennen lernen, stellt er zusammen in einer Tabelle über die Verbreitung von Bogen und Blasrohr in Indonesien. Sie bildet wohl eine willkommene Ergänzung zu meiner Karte über die Verbreitung des Ipohgebrauches. Indem ich hier bloss denjenigen Teil der Tabelle wiedergebe, der sich mit unserm Gebiet befasst, will ich sie zugleich in Bezug auf den Ipohgebrauch erweitern, wobei ich jeweils die litterarischen Belege dafür anzugeben bemüht sein werde.

Tabelle I.

Lokalität	Blasrohr	Bogen	Ipoh	Litterarischer Beleg für Ipoh und eigene Untersuchungen
1. Malayische Halbinsel				*Eigene Untersuchungen* und mündl. Mitteilungen des Herrn Prof Martin; *Litteratur:* Brown W. C., Greshoff, Jagor, Lewin, Malbec et Bourgeois, Newbold, Stevens.
Orang Sakai	+	—	+	
Orang Mentera . . .	+	—	+	
Orang Semang . . .	+	+	+	
2. Sumatra	+	—	+	*Eigene Untersuchungen* und mündl. Mitteilungen des Hrn. Gust. Schneider von Basel; *Litteratur:* Lewin.
3. Riouw-Archipel . .	(+)	—	?	
4. Banka	+	—	?	(bei Kindern als Spielzeug) Clercq.
5. Mentawai-Inseln . .	—	+	+	*Litteratur:* Lewin, Pleyte, Chun (deutsche Tiefseeexpedition).
6. Java				*Litteratur:* Greshoff, van Hasselt, Leschenault, Malbec et Bourgeois.
Javanesen [1]	+	(+)	+	
Sundanesen	+	—	+	
7. Madura	+	—	+	
8. Bali [2]	+	+	+	*Litteratur:* Gresshof, van Hasselt, Hooker, Malbec et Bourgeois, Pleyte.
9. Sumbawa [3]	+	(+)	(+)	
10. Borneo	+	—	+	*Eigene Untersuchungen; Litteratur:* Greshoff, van Hasselt, Kükenthal, van Leent, Leschenault, Lewin.
11. Celebes [4]	+	(+)	+	*Eigene Untersuchungen* und mündl. Mitteilungen des Hrn. Dr. F. Sarasin; *Litteratur:* Van Hasselt, Kæmpfer, Leschenault, Lewin, Rumphius.
12. (Philippinen) Palawan und Calamian . .	+	—	+	*Litteratur:* Lewin, Pleyte.
13. Timor, Flores . . .	+	+	(+)	*Litteratur:* wie Bali.
14. Molukken	—	+	(+)	*Litteratur:* Leschenault, Lewin, Malbec et Bourgeois.

[1] Siehe Clercq [14a].

[2] Bogen in Buleleng mit Erfolg gebraucht 1849.

[3] Bogen importiert von Flores.

[4] Bogen importiert von Halmahera

Mit Hilfe vorstehender Tabelle sind wir leicht imstande, jenes Gebiet ziemlich genau abzugrenzen (vgl. die Karte am Schlusse der Arbeit). Durch diese bildliche Darstellung springt uns sofort in die Augen, dass das Gebiet des Ipohgebrauches mit nur kleinen Unregelmässigkeiten zusammenfällt mit demjenigen des Blasrohres. Eine Ausnahme bilden mit Sicherheit nur die Mentawai-Inseln (siehe auch meine Mitteilungen über den Gebrauch des Blasrohres in Kapitel III).

Während der Ausarbeitung meines Manuskriptes erschien die neunte Lieferung der Schilderungen von der deutschen Tiefsee-Expedition «Aus den Tiefen des Weltmeeres» von Carl Chun (14), die uns in trefflicher Weise über die Bewohner der Mentawai-Inseln belehrt, vor allen Dingen über ihren Gebrauch von vergifteten Waffen.

Dass die Mentawai-Inseln so wenig von Europäern besucht wurden, liegt nach Chun daran, dass die Männer eine in ganz Sumatra gefürchtete Waffe tragen. Zur Jagd auf Hirsche, Wildschweine und Affen, nicht minder aber auch zur energischen Abwehr, gebrauchen sie nämlich Bogen und vergiftete Pfeile, mit denen sie auf 50—60 Schritt Entfernung kaum das Ziel verfehlen. Nach Angaben von Rosenberg soll das Gift dem «Umei-Baum» entstammen und mit Extrakt der Wurzel eines Cocculus-Strauches, dem Tabak und Capsicum beigemischt wird, versetzt werden. Man erkennt daraus die Ähnlichkeit mit dem bisher beschriebenen Ipoh. Böhm, dem von der Expedition mitgebrachte Pfeile zur Untersuchung gegeben wurden, konstatierte in dem Gifte die Abwesenheit von Alkaloid, spricht vielmehr auf Grund von Tierversuchen die Wahrscheinlichkeit aus, dass hier Antiarin von Antiaris toxicaria zu Grunde liege, wodurch die bereits erwähnten Angaben von Lewin und Pleyte unterstützt werden. Immerhin wäre der genaue *chemische Nachweis* des Antiarins interessant gewesen, indem dadurch der Beweis geliefert worden wäre, dass wir unter dem «Umei»-Baum nichts anderes als Antiaris toxicaria zu verstehen haben.

Noch neuere Mitteilungen von Pleyte [67] bestätigen den Gebrauch von Bogen und vergifteten Pfeilen auf den Mentawai-Inseln und zwar soll das Gift aus Antiaris toxicaria und Derris elliptica bereitet sein.

Mit Bezug auf die Molukken liegen nur wenige und unsichere Angaben vor. Nach Pleyte fehlt daselbst das Blasrohr.

Ziehen wir nun auf unserer Karte eine Linie von Timor nach dem Osten und Norden von Celebes (wobei Buton ausgeschlossen wird) und von da in nordwestlicher Richtung bis Calamian, so bezeichnet diese Linie die Grenze des Gebrauches des Sumpitan; östlich dieser Linie ist das Blasrohr, und mit ihm auch Ipoh, nicht bekannt.

Nun fällt diese Linie aber merkwürdigerweise zusammen mit derjenigen, die Dr. Brandes (s. Pleyte [66]) zu ziehen vermochte, als eine Grenzlinie zwischen zwei Sprachgebieten; nämlich dem der malayischen und der polynesischen Sprachen. «Somit scheint es,» sagt Brandes, «und das ist eine bemerkenswerte Thatsache, dass diejenigen Eingeborenen, die den Sumpitan gebrauchen, eine Sprachfamilie bilden.»

Wir haben daher wohl das Recht, mit Pleyte anzunehmen, dass das Sumpitan mit seinen vergifteten Pfeilen die einheimische Waffe der Völker des westlichen Indonesiens ist. Immerhin müssen wir uns aber vor Augen halten, dass, wie ich schon andeutete, wir in den genannten Vorkommnissen nur noch die Rudimente eines früher allgemeinen Gebrauches innerhalb des bezeichneten Gebietes zu erblicken haben. Eigentümlicherweise ist Frobenius [26] entgegengesetzter Ansicht, die er in seiner jüngst erschienenen Arbeit über die Kulturformen Oceaniens dargelegt, dass nämlich das Blasrohr sich nach Südost und Nordost immer mehr verbreitet und Palan und die kleinen Sunda-Inseln einzunehmen im Begriffe ist. Frobenius erkennt darin eine «überaus bezeichnende Erscheinung des Vorrückens des Blasrohres aus seinem Quellgebiet», indem er das Sumpitan als ein «malayoasiatisches Element» bezeichnet.

Unter malayo-asiatischen Kulturformen versteht Frobenius die von Indonesien ausgehende, sich nach Mikronesien ausbreitende Kultur.

VII. Pflanzenverzeichnis.

1. Pflanzen, die zur Bereitung des Ipoh dienen.

a) Pflanzen von bekannter botanischer Abstammung.

A. Gymnospermæ.

Gnetaceæ:

1. **Gnetum scandens Roxb.*** (bei Ridley: Gnetum edule Blume) wird von Stevens unter dem malayischen Namen «blay-kichi» (Ridley: «blay-kichil») als Bestandteil des Ipoh der Orang Pangan in Perak erwähnt. — Die Rinde ist den Malayen als giftig bekannt.

B. Angiospermæ.

I. Monocotyledonæ.

Liliaceæ:

2. *Allium sativum L.* Batt. «lasuna»; mal. «bawang». Obgleich absolut ungiftig, findet der Knoblauch häufig Anwendung (bei den Orang Batta) Kehding [46].

Dioscoreaceæ:

3. **Dioscorea spec.** werden verhältnismässig häufig erwähnt unter dem malayischen Namen «gadong» (Stevens, Greshoff, Leschenault, L. Wray, L. Lewin, van Leent). Die unter diesem Namen vorkommenden Arten sind:

3a. **Dioscorea dæmona Roxb.** (Greshoff) (bei van der Tunk und Ridley D. dæmonum).

---

* Diejenigen Pflanzen im folgenden Verzeichnis, von denen eine Giftwirkung bekannt ist, oder als möglich erscheint, sind durch Fettdruck hervorgehoben.

Die Schreibweise der fremdländischen Pflanzennamen wurde so beibehalten, wie ich sie in der Litteratur gefunden habe.

3b. **Dioscorea hirsuta Blume** (bei van der Tunk D. trifoliata).

3c. **Dioscorea triphyllata.** (?) Diese bei Leschenault angeführte Art findet sich im Index Kewensis nicht; dagegen ist der Name Dioscorea triphylla sechs Mal vergeben.

1. Dioscorea triphylla Blanco = hirsuta.
2. » » Buch-Ham. = Dæmona.
3. » » Linné = pentaphylla L.
4. » » Herb. Russ. = tomentosa Koen.
5. » » Schimperi = dumetorum Pax.
6. » » Wall = D. Kumascensis Kunth.

Von diesen Arten hat nach Lage der Sache

3d. **Dioscorea pentaphylla L.** die grösste Wahrscheinlichkeit für sich.

In **Dioscorea hirsuta Blume** ist ein festes Alkaloid:* Dioscorin $C_{13} H_{15} NO_2$ in krystallinischer Form und ein anderes, flüchtiges, weniger giftiges: Dioscorecin gefunden worden. Das erstere wirkt nach einer Angabe narkotisch, nach einer anderen wie Pikrotoxin. Der Sitz des Giftes sind hauptsächlich die Knollen. Dieselben werden auch gegessen, sie müssen aber mehrmals gekocht werden; auch finden sie als Fischgift Verwendung. (Van Leent, L. Lewin, Hartwich, Greshoff.)

Palmæ:

4. *Calamus pisicarpus Blume* (bei van Leent C. verus Lour.) und

4a. *Calamus pericarpus* (fehlt im Index Kewensis, beruht vielleicht auf Verwechslung mit der vorigen). Ihre Wurzeln sollen bei den Dajaks zum Sirengift verwendet werden (van Leent). Über die medizinische Wirkung von Calamus finde ich nur bei Rosenthal [75], S. 1093, dass *Calamus albus Bl.* durch Anschneiden des Stammes eine Flüssigkeit liefert, die getrunken wird, aber den Kopf einnimmt. Der Stengelsaft von *Calamus Blancoi-Kunth* wird gegen Aphthen gebraucht.

Araceæ:

5. **Amorphophallus spec.** finden häufig Erwähnung unter dem malayischen Namen «likir» oder «lekyr», auch «lokie». Der Name «begung», den Stevens und L. Lewin erwähnen, gehört wohl zur Pangan-Sprache (L. Wray, L. Lewin, Greshoff, Filet, Ridley, Dragendorff). Man verwendet zu Ipoh den Saft der Wurzelknollen.

---

* Siehe H. W. Schutte, das giftige Alkaloid der Knollen von Dioscorea hirsuta (Nederl. Tijdschr. v. Pharm. IX., Mai 1897 durch Jahresb. d. Ph. 1897, S. 524).

Die Amorphophallusarten scheinen alle mehr oder weniger, besonders wenn frisch, giftig zu sein. Als besonders giftig wird bei Filet angegeben: **Amorphophallus sativus Blume** (= Conophallus sativus Schott.) und bei Ridley: **Amorphophallus Prainii Hook fil.** (vgl. Hook. Flor. brit. Inst. VI., S. 516). Doch soll die Knolle, ähnlich wie diejenige von Dioscorea spec., gegessen werden können. Sie scheinen ein flüchtiges Gift zu enthalten (L. Wray). Vgl. auch Rosenthal S. 140.

6. **Dieffenbachia Seguine Schott.** erwähnt L. Lewin für die malayische Halbinsel. Heimat: Westindien, also in Hinterindien wohl in Kultur. Sie enthält in ihrem Rhizom einen Entzündung erregenden Stoff und wird auch als Zusatz zum Curare erwähnt (Dragendorff [106]).

7. **Homalonema spec.** werden in der Battak-Sprache (nach Kehding) unterschieden als «langi-bergas» und «langi-tsinyok». Ihr sundanesischer Name (nach Greshoff) ist «senteng». Die stark narkotisch riechenden Wurzeln dienen auch als Fischgift.

7a. **Homalonema rubra Hassk.** findet Anwendung zum Ipoh der Makassaren (Greshoff, Filet, Ridley). Vgl. auch Rosenthal, S. 1088.

8. **Alocasia spec.** «berar keejang» (sak.). Den Saft verwenden die Orang Mentera zu Ipoh (Stevens). «Berar keetam» ist = **Alocasia Singaporensis Lindl.** (fehlt im Index Kewensis) = Alocasia denudata Engl.

Filet erwähnt sechs Species, die alle als Arzneimittel gebraucht werden.

9. *Epipremum giganteum Schott.* malayisch «ringhut» (bei Ridley «rengut»). Verwendung der Früchte bei den Orang Sakai zu Ipoh (Stevens, Ridley).

Gramineæ:

10. *Coix Lacryma L.* ist auf Sumatra unter dem Namen «ringgi-ringgi» (battak) bekannt. Durch die ganze Tropenzone verbreitet. Ihre Frucht enthält 58,3 % Stärke; dient daher als Mehl für feines Backwerk. Medizinische Verwendung gegen Phthisis und als Diureticum (Hartwich). Wohl absolut unschädlich, wahrscheinlich als Bindemittel bei der Giftbereitung zugesetzt (Hartwich, Kehding).

Zingiberaceæ:

11. *Zingiber* und *Amomum spec.* sind als Zusatz zu Ipoh unter dem malayischen Namen: «lampujang» auch «lampayang» bekannt. (Martius, Leschenault, Rumphius, Dragendorff, Lewin u. a.). Die beiden Species:

11a. *Zingiber Zerumbet Rosc.* (Amomum Zerumbet L.) und

11b. *Zingiber Cassumunar Roxb.*, beide als Gewürze geschätzt, teilen sich in den Namen «lampujang».

11c. *Zingiber officinale L.* heisst malayisch «alea» oder «bahing» (battak.) und wird wie Zingiber Zerumbet verwendet (Kehding).

11d. *Kæmpferia galanga L.* (= Costus arabicus Rosc.) malayisch «kontje», Zusatz zum javanischen Upas Antiar (Leschenault).

Da alle diese Zingiberaceen als *brennende* Gewürze bekannt sind, verwundert ihre Verwendung zu Pfeilgiften keineswegs. Nur dürfte der Zweck bei der Bereitung des Giftes wegen der Flüchtigkeit ihrer Bestandteile verloren gehen.

II. Dicotyledonen.

Urticaceæ:

12. **Laportea crenulata Gaudich.** malayisch «yelatung». Dieser malayische Name scheint überhaupt «Baumnessel» zu bedeuten. (Ridley: yelatung badak = Rhinocerosnessel = Cnesmone javanica Blume). Stevens meldet die Verwendung ihrer brennenden Blätter bei den Orang Sakai. Ihre Brennhaare sind sehr giftig (Dragendorff).

13. **Urtica urens L.** (Filet). «yelatung-karbon». Diese Species scheint mit der folgenden oft verwechselt zu werden.

14. **Bœhmeria nivea Gaudich.** mal. «Rami» oder «Rumpe» (pandang) oder «Rameh» (makassar.), eine wohlbekannte Faserpflanze. Ihre Blätter finden Verwendung bei den Orang Sakai (Stevens) und bei den Makassaren als Zusatz zu ihrem Hirschgift, «wodurch die Tiere zum Schreien veranlasst werden» (Rumphius und Greshoff). Die Urticaceen scheinen glucosidische Körper zu enthalten; sie sind noch wenig untersucht (Greshoff).

Unterfamilie Artocarpeæ:

15. **Antiaris toxicaria Lesch.**, der «Pohon Upas» (mal.). Giftbaum des malayischen Archipels (auf Java bis auf einige Exemplare ausgerottet), der die Quelle des «Upas Antiar» bildet. Daneben finden sich Namen wie: «Ipoh kaju»* (Wray, Martius); «Ipoh batang» (Jagor: auf der malayischen Halbinsel); «ternek»

* kaju (malayisch) = Holz.

(sak.); «kyass» (kenaboi, Lewin); «lupo mata ju» (makassar. [Rumphius, Martius]); «hipuch» und «ipoch» (battak. [Kehding]); «ipoh» (Celebes [Kehding, Martius]); «ipuh» (Stevens); «aoenao tawao epœ» (lubu, Sumatra [Pleyte]); «Arbor toxicaria ‚ipo' dicta» (Rumphius); «Umeibaum» (Mentawai, [Chun]).

15a. *Antiaris innoxia Blume,* der «unschädliche» (daher nach Rumphius «weibliche») Antiarisbaum; soll aber auch hie und da auf Celebes Verwendung zu Pfeilgift gefunden haben (Rumphius).

Piperaceæ:

16. **Piper spec.** Die Pfeffergewächse heissen mal. «lada», z. B. «lada-api», «lada-hitam» (hitam = schwarz), auch «bal» (sak.) oder «si-dudok». (Stevens giebt an, dass nur die frische Wurzel giftig sei [Kehding]). Genannt werden zwei Arten:

16a. **Piper nigrum L.** (Kehding, Filet), mal. «lada-hitam». Die Frucht wird auf Borneo verwendet.

16b. **Piper Chaba Blume,** mal. «chey» oder «chai» (Newbold, Lewin) Borneo. Die Wurzel wird auch medizinisch verwendet, als Diureticum und Diaphoreticum. Bestandteil des Ipoh mallaye (Newbold). Enthält Piperin und 1 % ätherisches Öl (Dragendorff).

Menispermaceæ:

17. **Coscinium fenestratum Colebr.** mal. «tol». Die Rinde verwenden die Orang Pangan zu Ipoh (Stevens). Eine grosse Schlingpflanze, die auch medizinisch Verwendung findet. Kam früher als Calumbawurzel in den Handel (Hartwich); ist berberin- und saponinhaltig (Greshoff).

18. **Cocculus spec.** sind als Giftpflanzen bekannt. Folgende Species sollen Curare-Wirkung besitzen (Greshoff):

18a. **Cocculus laurifolius D. C.** enthält bis zu 0,5 % Coclaurin, ein Alkaloid (Hartwich, Greshoff).

18b. **Cocculus umbellatus Steud.** (Java) 1,5 %.

18c. **Cocculus Amazonum Martius,** sowie

18d. **Cocculus toxiferus Wedd.** und

18e. **Cocculus rufescens Aubl.** (welche beide Arten im Index Kewensis fehlen).

19. **Tinospora crispa Miers.** (syn. Cocculus crispus D. C.) «toeba-bidji» (mal. [Filet]). (Nach Rumphius werden unter dem malayischen Namen «tuba» allerhand Dinge verstanden: Früchte, Samen und Blätter, die zum Vergiften von Vögeln und Fischen dienen. Siehe auch Derris elliptica.) Ihre Wurzel findet Verwendung zum Sirengift der Dajaks auf Borneo (van Leent, Stevens). Diese Art ist vielleicht identisch mit der unter dem malayischen Namen «tuba» von Leschenault erwähnten Menispermacee, deren Wurzel beim Vergiften der Pfeilspitzen mit Ipoh auf Java gebraucht wurde. Eine ähnliche Mitteilung finden wir bei Pleyte [66], wonach «tuba» eine Cocculus spec. bedeuten soll. Rumphius (Herb. Amb. V, S. 35) nennt unter «tuba» zwei Menispermaceen:

1. **Tuba baccifera** Cocculi indici; («tuba-bidji» = **Tinospora crispa Miers**). Die Früchte dieser Pflanze sind die ganz allgemein als Fischgift verwendeten Kockelskörner, die als wirksamen Bestandteil Picrotoxin enthalten.

2. **Tuba flava.**

20. =**Cocculus flavescens D. C.**, Menispermum flavum; «daun-bulang». Die Früchte beider Arten sollen als Fischgift verwendet werden.

«Dawon boelan» ist nach Filet:

21. = *Anamirta paniculata Colebr.* (Anamirta flavescens Miq.).

Bixaceæ:

22. **Pangium edule Reinw.** «pangi» (mal.), «pitjoeng» (sundan.), «poetjoeng» (javan.). Im ganzen malayischen Archipel; vielfach angepflanzt. Die ganze Pflanze enthält Blausäure. Als Fischgift angewendet (Hartwich [242]). Die jungen Knospen finden Verwendung zum Sirengift auf Borneo (van Leent). Der Gehalt einer einzigen Pflanze an Blausäure wird auf 350 gr geschätzt. (Greshoff 1890).

Linaceæ:

23. *Roucheria Griffithiana Planch.* Schlingpflanze mit gelben Blüten; Früchte rot. Soll dem Ipoh putih zugesetzt werden (Ridley).

Meliaceæ:

24. *Carapa malaccensis Lam.* «boeli-boeli» (mal.), «kopah» (?), «koopur» (sak.). Wurzel zum Ipoh kroki und Ipoh mallaye auf der ma-

layischen Halbinsel (Newbold, Lewin). Rinde und Fruchtschale finden medizinische Verwendung gegen Ruhr und Diarrhœ. Enthält Bitterstoff (Dragendorff [361]).

25. *Lansium domesticum Jack,* «aij-mahoe» (mal.). Blätter und Früchte zum Siren der Dajaks (van Leent) verwendet. Samen als Anthelminticum (Greshoff, Dragendorff).

Anacardiaceæ:

26. **Melanorhœa Wallichii Hook. fil.** «rengas» (mal.) (= Gluta Rengas Miq.), «ringas» (battak.). Wird oft mit Excoecaria Agallocha (siehe diese) genannt, weil sie beide als «blind-machende» Pflanzen gefürchtet sind (Greshoff).

Greshoff nennt sie Glieder des «toxischen Quartettes» unter den indischen Waldbäumen. Das Quartett besteht aus: **Antiaris, Gluta, Pangium und Cerbera** *

Melanorhœa Wallichii Hook fil. ist der Mahagonibaum der Straits-Settlements. Das Fällen des Baumes, sowie das Verarbeiten des Holzes soll, selbst nach jahrelangem Liegen, sehr gefährlich sein wegen seines reichen Gehaltes an einem sehr giftigen, firnisartigen Körper, der auf der Haut heftige Entzündung und, in das Auge gebracht, Erblindung hervorruft (W. C. Brown, Greshoff). Ähnliche mündliche Angaben machte mir auch Gustav Schneider, der den Baum oft auf Sumatra gesehen hat. Seine Verwendung zu Pfeilgift ist fraglich.

Die Species *Melanorhœa Curtisii Oliv.,* die ebenfalls von Brown genannt wird, fehlt im Index Kewensis.

Icacinaceæ:

27. *Miquelia caudata King* «selowung» (mal.). Wird bei den Orang Sakai zu Pfeilgift benützt (Stevens).

Celastrineæ:

28. **Lophopetalum pallidum Laws** «kroie» (mal. und sak.). Die Rinde verwenden die Orang Mentera zum Ipoh (Stevens). Rinde giftig! (Greshoff-Ridley). Eine andere Species, nämlich **Lophopetalum toxicum Loher** wird nach Boorsma [10], (1900)

* Siehe Thevetia neriifolia Juss.

neben **Lunasia amara Blanco** = (**Rabelaisia philippensis Planch.**) auf Luzon zum Pfeilgift der Negritos verwendet. Beide wurden oft miteinander verwechselt. **Lophopetalum toxicum Loher** enthält ein giftiges Glucosid «Lophopetalin», welches dem «Rabelaisin» von Plugge gleichzusetzen ist (Boorsma [10]).

Euphorbiaceæ:

29. **Excoecaria Agallocha L.** (Syn: **Aquilaria Agallocha Rxb.**) «agila» (mal.), «baboeta» oder «babooter» (sak.), «gara-mata-boeta» (batt. [Filet, Stevens, Kehding]), «arbre aveuglant» (De Lanessan, Greshoff), «Blindbaum» (Dragendorff). Die Entzündung erregende Eigenschaft dieses Baumes macht ihn gleich gefürchtet wie Melanorrhœa Wallichii (siehe diese) [Stevens, Greshoff 1900, Lewin, Dragendorff, Filet, Ridley].

Der frische Milchsaft zum Pfeilgift «dok» und «kroy» der Orang Benua (Stevens). Die Blätter werden auch als Fischgift verwendet (Baillon). Milchsaft und Rinde werden medizinisch verwendet als Purgans und Emeticum. Räucherungen mit dem harzhaltigen Holze gegen Aussatz (Dragendorff).

30. **Hippomane Mancinella L.** Ist der Vollständigkeit halber aufgeführt (vergl. 1. Teil).

Umbelliferæ:

31. **Hydrocotyle asiatica L.** «aijlaun-kapepoeli» (mal.), «kirbang» (batt.). Blätter zum Siren der Dajaks auf Borneo (van Leent) und zum Ipoh der Orang Battak auf Sumatra (Kehding). Enthält einen öligen, nicht flüchtigen Stoff: Vellarin (Hartwich [35], S. 179).

31a. **Hydrocotyle javanica Thunb.** auf Ceylon als Fischgift (Greshoff).

Auch

31b. **Hydrocotyle vulgaris L.** soll giftig sein (Greshoff 1893).

Papilionaceæ:

32. **Derris spec.** werden verschiedentlich als Zusatz zu Pfeilgiften verwendet.

In erster Linie ist zu nennen:

32a. **Derris elliptica Benth.** (Syn: Gadelupa elliptica Roxb., Pongamia elliptica Wall., Pongamia volubilis Zoll. et Mor., Pongamia dubia Grah., Pongamia hypoleuca Miq., Pongamia Horsfieldii.) «akertuba» (mal.); «Tuba-Radicum» (Rumphius).

Die Verwendung ihrer Wurzel zum Ipoh ist in Gebrauch: auf der Malayischen Halbinsel, speciell in Perak zum «ipoh-krohi» und «ipoh-mallaje» der Orang Blandas (Newbold, Lewin); ferner in den Straits Settlements zum «ipo-tennik» (Greshoff und Newbold); ferner auf Borneo zum «siren» (Greshoff, siehe auch Pharm. Journ. [3] XXI, S. 559), sowie auf den Mentawai-Inseln (Pleyte 67).

In gleicher Weise soll

32b. **Derris uliginosa Benth.** (Syn: Derris Forsteniana Bl., Pongamia uliginosa D. C.) auf den Neuen Hebriden zu Pfeilgift verwendet werden (Lewin).

Sehr geschätzt ist *Derris elliptica Benth.* mit verschiedenen anderen Species im ganzen Archipel als Fischgift (tuba), indem durch den Saft der zerquetschten Wurzel die Fische betäubt an die Oberfläche des Wassers gelangen, wo sie mühelos gefangen werden können (G. Schneider, Schweiz. Fischerzeitung 1893, S. 160, und L. Wray: Transactions 1892, No. 1152, S. 62 und F. Kehding [46]). Zu diesen Fischgiften werden ausser Derris elliptica Benth. und Derris uliginosa Benth. noch verschiedene der nahe verwandten Pongamia-Arten gezählt, die oft mit Derris genannt werden (Greshoff). Diese fischbetäubende Eigenschaft von Derris elliptica benützte Lewin, um in Pfeilgiften die Gegenwart oder Abwesenheit von Derrid, dem giftigen Prinzip von Derris, zu konstatieren.

Ein Stückchen «aker-tuba» mit Opium beschmiert, soll auch als Abortivum gebraucht werden (Ridley: nach Straits Med. Journ. 1894 [136]). Derris elliptica wird in Perak kultiviert, wo sie z. B. in Thaipeng mit 9½ Schilling pro englisch Pfund bezahlt wird. Ihr Saft ist als insektentötendes Mittel geschätzt (L. Wray).

Die Wurzel enthält 9,42 % Derrid (Greshoff). Es wird davon im Anhang die Rede sein.

Loganiaceæ:

33. **Strychnos spec.** Es steht fest, dass von den ca. 54 altweltlichen Arten der Gattung Strychnos, die meistens giftig sind, viele zur Bereitung von Pfeilgiften Verwendung finden. Aber von nur wenigen können wir es mit Bestimmtheit sagen; und auch unter den Nachrichten über die wenigen herrscht eine fast unentwirrbare Konfusion. Am meisten finden wir die Art:

33a. **Strychnos Tieuté Leschenault** genannt. Dass diese von Leschenault beschriebene Art es ist, die vielleicht am häufigsten, weil sehr alkaloidreich, verwendet wird, darf nicht bezweifelt werden. Dazu zwingen die vielen Belege aus der Litteratur. Ebenso unzweifelhaft ist es aber, dass die von manchen Schriftstellern als Strychnos Tieuté bezeichneten Pflanzen nicht diese Art sind. Ich werde im Anhang, Abschnitt III, noch darauf zurückkommen. Sie bildet die Grundlage zum «Upas Tieuté» (Java), «Upas Radja» (Celebes), «Upas Tjettek» (Sumatra) und wahrscheinlich auch zum «Sirengift» von Borneo (Leschenault, Greshoff, Dragendorff, Lewin und viele andere).

33b. **Strychnos Wallichiana Benth.*** soll dem «Ipoh aker» zu Grunde liegen (L. Lewin, Holmes, Wray, Dragendorff). Dagegen wird

33c. **Strychnos Maingayi C. B. Clarke** dem «aker lampong» (Malayische Halbinsel) zugeschrieben (Lewin, Newbold, Wray). Seine Wirkung erinnert stark an Digitalin (R. Stockmann) und ist von der der Strychnin ganz verschieden (das gleiche sagt Stockmann übrigens auch von Ipoh aker). Sie findet Verwendung bei den Orang Sakai (Newbold, Wray).

33d. *Strychnos pubescens C. B. Clarke* hält man für das «blay-besar» der Orang Pangan (Ridley). Man verwendet davon die frische oder trockene Rinde und den Saft, der aus der zerschnittenen Wurzel in Sammelgefässen aufgefangen werden soll (Stevens). Über ihre Giftigkeit ist nichts bekannt.

33e. **Strychnos lanceolaris Miq.** soll mit «blay-hitam» gleichbedeutend sein (Elfstrand). («Hitam» heisst «schwarz». So genannt, weil ihre Blätter nach dem Abfallen schwarz werden sollen [Stevens].) Verwendung wie «blay-besar» (Stevens). Das Gift heisst dann «oompas-padi» bei den Orang Mentera, Ridley und andere halten «blay-hitam» für Strychnos Tieuté. Aus der Arbeit von C. und G. Santesson geht hervor, dass es sich sicher weder um Strychnos Tieuté, noch Strychnos nux vomica, noch Strychnos Gaultheriana handelt. Sie enthält nur Brucin (Santesson). Im übrigen verweise ich auf meine speciellen Angaben über einige Strychnosarten (Anhang).

* Stockmann sagt, dass das Extrakt des Holzes bedeutend weniger giftig wirke, als dasjenige der Rinde.

Apocynaceæ:

34. **Tabernæmontana spec.** sind sehr giftige Pflanzen, die auf Java auch als Zierpflanzen kultiviert werden (Filet).

34a. **Tabernæmontana malaccensis Hook fil.** «perachi» (Malayische Halbinsel) auch «prachek» (O. Mentera, [Stevens]), auch «prachet» und «perachet» (mal.? [Ridley]); Wurzelrinde zum Ipoh der Orang Mentera (Stevens). Speciell zum «Ipoh mallaye» (Newbold); findet auch medizinische Verwendung (Ridley, Filet).

34b. **Tabernæmontana sphærocarpa Bl.** «djembiriet» (Filet), «hamperœ-badak» (Hartwich). Vorkommen und Verwendung wie 34a. Sie enthält ein Alkaloid, das als ein starkes Herzgift wirkt und zwar enthalten:

Blätter .	0,2 %	(Greshoff 1900.)
Samen .	0,11 »	
Rinde .	0,5 »	

[Nach Hartwich zwei verschiedene Alkaloide.]

Dosis lethalis für einen Frosch = 2 mg (Greshoff).

35. **Thevetia neriifolia Juss.** (Syn. Cerbera Thevetia L.) «ginjeh» (mal.), «mallaye» (auf der Malayischen Halbinsel). Verwendung findet die Wurzel, die dem «Ipoh mallaye» auf der Malayischen Halbinsel seinen Namen giebt (Newbold, Lewin). Auch als Fischgift bekannt (Filet). Die Blätter werden von den Bengalesen als Tabak geraucht (Filet). Samen in Bombay zum Vergiften von Vieh benützt (Greshoff). Enthält ein stickstofffreies glycosidisches Herzgift: Thevetin, dem Cerberin sehr ähnlich (Husemann und Hilger, Greshoff).

Solanaceæ:

36. **Capsicum spec.** Die Früchte sind beliebte Zuthaten zum Pfeilgift, z. B. auf Java (Leschenault), sowie auf Borneo zum Sirengift (Van Leent) etc. Wurzel und Rinde(?) verschiedener Capsicumarten sollen ein Alkaloid enthalten. Doch werden meist die reifen Früchte verwendet, die das scharf brennende Capsaïcin enthalten. (Von Capsicum longum sollen auch die Früchte alkaloidhaltig sein [Greshoff]).

36a. **Capsicum baccatum L.** «latsina» (batt.). Sumatra. Verwendet wird die feingehackte Frucht (F. Kehding).

37. **Nicotiana tabacum L.** Blätter auf Borneo zum Sirengift verwendet (Van Leent), ebenso auf Java zum Ipoh (Leschenault).

Verbenaceae:

38. **Callicarpa cana L.** (Syn: C. dentata Wall.) «putsuk-ring-ring» (batt.) Verwendung der zerhackten Blätter (Kehding). Der Strauch ist im ganzen Malayischen Archipel bekannt als Fischgift (Greshoff).

Rubiaceae:

39. **Coptosapelta flavescens Korth.** «prual» (sak.); bildet einen giftigen Bestandteil des Pfeilgiftes auf der Malayischen Halbinsel (Greshoff, Wray). «prual» wurde fälschlich von Newbold und Lewin für eine Lasianthus- oder Urophyllum-Art gehalten. Enthält ein örtlich die Gewebe veränderndes Prinzip (Lewin).

40. **Randia dumetorum Lam.** «tuba» (sak.). Die Wurzel wird von den Orang Mentera an Stelle des selten gewordenen Antiarissaftes zu Ipoh verwendet (Stevens). Die Frucht soll als Brechmittel und Fischgift gebraucht werden (Dragendorff).

b) Pflanzen, die botanisch nicht bestimmt sind.

1. *butong* (sak.), mal. = «betong», wahrscheinlich unbekannte Calamus spec. (Stevens). Saft bei den Orang Pangan.
2. *chantong-bada* (sak.). Saft bei den Orang Mentera (Stevens).
3. *choi-choi* (sak.). Baum, dessen Rinde bei den Orang Pangan verwendet wird.
4. *chow* (sak.). Baum, dessen Früchte bei den Orang Pangan verwendet werden (Stevens).
5. *daun-hemona.* Aufguss der Blätter oder Rinde zum Ipoh auf Borneo (Van Leent).
6. *garsung* (sak.) wie 3.
7. *kaja-stelek.* Ausschwitzungen der Wurzel zum Ipoh (van Leent). Sollte nicht Verwechslung mit kaju-tjettek = Strychnos Tieuté vorliegen?
8. *kolompohit* (dajak). Die Rinde benützen die Dajaks zum Bedecken der ausgehöhlten Dioscoreaknollen, worin das «siren» eingedickt wird (Van Leent).
9. *kree* (sak.) wie 3 (Stevens).
10. *lendow* (sak.) wie 3 (Stevens).
11. *mundess* (sak.). Wurzelrinde bei den Orang Mentera (Stevens).

12. *pergho* (sak.) wird von Stevens genannt. Der Saft soll dem Ipoh der Orang Pangan zugesetzt werden. Vielleicht ist pergho der Milchsaft von *Dichopsis Gutta Benth.*, also Guttapercha, die nach Ridley in Perak zu Hause ist. — Ich erinnere an die Mitteilung G. Schneiders, wonach Guttapercha auf Sumatra dem Ipoh der Orang Battak zugesetzt zu werden pflegt und verweise auf meine eigenen, hinten folgenden Untersuchungen, bei denen ich Guttapercha als Bestandteil des Ipoh häufig gefunden habe.
13. *piy-ung* (sak.) wie 4 (Stevens); vielleicht = pitjung = Pangium edule.
14. *ratoes* (born.) klimmender Strauch, im Innern des Landes sehr gemein (H. Ling Roth).
15. *riong* (sak.) wie 1 (Stevens).
16. *sedudo* (sak.). Wurzel bei den Orang Pangan (Stevens).

2. Pflanzen, die als Gegenmittel genannt werden.

Die Anzahl der Gegengifte ist auffallend gering und sie scheinen immer nur in engem Bezirk benützt zu werden. Die beabsichtigte Wirkung scheint meist eine Brechen erregende zu sein.

a) Botanisch bestimmte Pflanzen.

Gramineæ:

41. *Zea Mays L.* Mais. «djagong» (mal.), «biralla» (makass.). Die gekauten, unreifen Früchte werden auf die Wunde gelegt (Rumphius u. a.).

Amaryllidaceæ:

42. **Crinum asiaticum L.** «bakoeng» (mal.), «spatt-wortel» (holl.), «radix toxicaria» (Rumphius). Abkochung zum innerlichen Gebrauch. Eine grosse, weissblühende, lilienähnliche Pflanze; sehr gewöhnlich am Strande; durch ganz Indien verbreitet (Filet). Auch kultiviert, Blätter und Zwiebeln als Emeticum und Diaphoreticum (Hartwich). Enthält ein wenig giftiges Alkaloid (Greshoff). Sie ist auch, hauptsächlich var. toxicarium Herb., als Fischgift und Insektengift, sowie als unfehlbares Emeticum auf den ostasiatischen Inseln bekannt (Schær).

Papilionaceæ:

43. *Euchresta Horsfieldii Benn.* = (Andira Horsfieldii Lesch.). «kiboeaija» (sundan.), «prono-djivo» (javan.) = «stärkt die Seele»

(Leschenault). Als Præservativum und Gegenmittel angewendet. Alle Teile dieser Pflanze sind bitter (Filet). Als Arzneimittel geschätzt. Die gepulverten Früchte werden unter die Speise gemischt (Leschenault).

Apocynaceæ:

Zwei Species dieser Familie teilen sich in den einheimischen Namen «poele».

44. *Alstonia scholaris R. Br.* «poele» (javan.), «gaboes» (mal.). Verwendung findet der Saft des Baumes bei den Makassaren [Rumphius, Greshoff]. Das sehr widerstandsfähige Holz dieses Baumes dient auf Java zur Herstellung von Schreibtafeln (scholaris! [Hartwich]). Die sehr bittere Rinde erinnert in ihrer Wirkung an Gentiana und gehört zu den einheimischen Fiebermitteln.

44 a. *Alstonia spectabilis R. Br.* verhält sich wie 44. Hesse fand Alstonamin, Ditamin, Ditain und Echitenin (Hartwich).

45. **Rauwolfia serpentina Benth.** «poele-pandak» (mal.), radix» mungos» (Kæmpfer), «radix mustelae prima» (Rumphius). Indische Heilpflanze gegen Schlangenbiss, Fieber, Dysenterie, alte vernachlässigte Wunden, auf die man die feingeriebene Wurzel mit Kalk und Wasser legt (Filet), auch ein Fischgift! (Hartwich); von Kæmpfer als Gegenmittel für Pfeilgift gerühmt. Enthält nach Eijkmann ein Alkaloid, nach Wefers-Bettink dagegen einen juglon-artigen Körper. Es mögen zwei verschiedene Arten vorgelegen haben (Greshoff).

b) Botanisch nicht bestimmte Pflanze.

Lemmah kopiting. Verwendung findet der frische Saft (Newbold); vielleicht eine Citrus-Art? (lemo und lemon mal. = Citrus spec. (Filet).

3. Pflanzen, die zur Herstellung der Waffen gebraucht werden.

a) Pflanzen bekannter botanischer Abstammung.

Palmæ:

46. *Arenga saccharifera Labill.* Die Menangkabau (Sumatra) verfertigen ihre Pfeile daraus (Pleyte).

47. *Eugeissona tristis Griff.* «beretan» (sak.). Aus ihren Blattrippen fertigen die Orang Sakai ihre Pfeile (Pleyte, Ridley).

48. *Calamus spec.* liefern die Verdichtungswolle.

Gramineæ:

49. *Bambusa spec.* Gewiss werden verschiedene Bambus-Arten zur Herstellung der Blasrohre verwendet. Die, wegen ihrer ausserordentlich (bis 2 m) langen Internodien geschätzte:

50. *Bambusa longinodis* eignet sich vorzüglich zur Herstellung von Sumpitans. Man findet sie z. B. verwendet bei den Lubus auf Sumatra (Pleyte).

Urticaceæ:

51. *Ficus politoria Lam.* (syn: Ficus Ampelos Burm.), «dawen-amplas» (born.). Seine wahrscheinlich kieselsäurereichen Blätter dienen zum Glätten der Pfeile und Blasrohre auf Borneo (Pleyte).

Lauraceæ:

52. *Eusideroxylon Zwageri T. & B.* «besi» (born.). Wird zur Herstellung von Sumpitans auf Borneo gebraucht. Das Ausbohren dieses als «Eisenholz» bekannten Materials erfordert grosse Geschicklichkeit (Pleyte).

Guttiferæ:

53. *Calophyllum spec.* «penaghur» (sak.). Pflanze, aus der die Orang Benua (Perak) ihre Blasrohre herstellen (Stevens).

Verbenaceæ:

54. *Clerodendron villosum Bl.* «cha-pa-neng» (sak.). Das Blatt ist fein behaart, weshalb es zur Entfernung des Schaumes bei der Giftbereitung dient (Stevens).

b) Botanisch unbestimmte Pflanze.

«keredok» (mal.) ist eine Palme, die der Siegelwachspalme *Cyrtostachys Lakka Becc.* ähnlich sein soll. Aus deren Blattrippen stellen die Bewohner von Perak ihre Pfeile her (Stevens).

Alphabetische Anordnung der im vorstehenden aufgeführten Pflanzen nach ihren einheimischen Namen.*

			No.
Agila	(mal.)	= Excoecaria Agallocha L.	29
aij-mahoe	»	= Lansium domesticum Jack.	25
aijlaun-kapepoeli	»	= Hydrocotyle asiatica L.	31
aker-lampong	»	= Strychnos Maingayi C. B. Clarke	33 c
aker-tuba	»	= Derris elliptica Benth.	32 a
alea	»	= Zingiber officinale L.	11 c
aoenao-tawao-epoe	(lubus)	= Antiaris toxicaria Lesch.	15
Baboeta	?	= } Excoecaria Agallocha L.	29
babooter	(sak.)	= }	
bahing	(batt.)	= Zingiber officinale L.	11 c
bakoeng	(mal.)	= Crinum asiaticum L.	42
bal	(sak.)	= Piper spec.	16
bawang	(mal.)	= Allium sativum L.	2
begung	(sak.?)	= Amorphophallus spec.	5
berar-keejang	(sak.)	= Alocasia spec.	8
beretan	»	= Eugeissona tristis Griff.	47
besi	(born.)	= Eusideroxylon Zwageri T. et B.	52
betong	(mal.)	= ?	
biralla	(makassar.)	= Zea Mays L.	41
blay-besar	(sak.)	= Strychnos pubescens Clarke	33 d
blay-hitam	(mal. ?)	= » lanceolaris Miq.	33 e
blay-kichi (kichil)	(mal.)	= Gnetum scandens Roxb.	1
boelie-boelie	»	= Carapa malaccensis Lam.	24
butong	(sak.)	= ?	
Chai	(mal.)	= Piper Chaba Blume	16 b
cha-pa-neng	(sak.)	= Clerodendron villosum Bl.	54
chantong-bada	»	= ?	
chey = chai	(mal.)	= Piper Chaba Blume	16 b
choi-choi	(sak.)	= ?	
chow	»	= ?	

* In folgendem Verzeichnis sind die englischen und holländischen Schreibweisen beibehalten worden, wie ich sie bei den Autoren gefunden habe.

				No.
Daun bambu	?	=	Bambusa spec.	49
daun-bulang	?	=	Cocculus flavescens D. C.	20
daun-hemona	(born.)	=	?	
dawen-amplas	»	=	Ficus politoria Lam.	51
dijagang	(mal.)	=	Zea Mays L.	41
djembiriet	?	=	Tabernaemontana sphaerocarpa Bl.	34 b
Gaboes	(mal.)	=	Alstonia scholaris R. Br.	44
gadong	»	=	Dioscorea spec.	3
gara-mata-boeta	(batt.)	=	Excoecaria Agallocha L.	29
garsung	(sak.)	=	?	
ginjeh	(mal.)	=	Thevetia neriifolia Juss.	35
Hamperoe badak	?	=	Tabernaemontana sphaerocarpa Bl.	34 b
hippuch	(batt.)	=	Antiaris toxicaria Lesch.	15
Jelatung	(mal.)	=	Laportea crenulata Gaud.	12
jelatung-karbon	?	=	Urtica urens L.	13
ipo	(celeb.)	=	Antiaris toxicaria Lesch.	15
ipoch	(batt.)	=	» » »	15
ipoh-aker	?	=	Strychnos Wallichiana Benth.	33
ipoh-batang	(mal. H'insel)	=	Antiaris toxicaria Lesch.	15
ipoh-kaju = upas antiar	?	=	» » »	15
ipuh	?	=	» » »	15
Kaja-stelek	?	=	?	
keredok	?	=	?	
ki-boeaija	(sundanes.)	=	Euchresta Horsfieldii Benn.	43
kirbang	(batt.)	=	Hydrocotyle asiatica L.	31
kolompohit	(dajak.)	=	?	
kontje	(javan.)	=	Kaempferia galanga L.	11 d
kopah } = boelie- koopur } boelie	(sak.)	=	Carapa malaccensis Lam.	24
kree	»	=	?	
kroie	(mal.)	=	Lophopetalum pallidum Laws.	28
kyass	(kenaboi)	=	Antiaris toxicaria Lesch.	15
Lada	(mal.)	=	Piper spec.	16
lada-hitam	»	=	» nigrum L.	16 a
lampayang-lampujang	»	=	Zingiber spec.	11
langi bergas } langi tsinjak }	(batt.)	=	Homalonema spec.	7
lasoena = lasuna	»	=	Allium sativum L.	2
latsina	»	=	Capsicum baccatum L.	36 a
lemmah-kopiting	?	=	?	
lendow	?	=	?	
lekyer = likir = lokie = begung	?	=	Amorphophallus spec.	5
loepo-mata-joe	(makassar.)	=	Antiaris toxicaria Lesch.	15
Mallaje = ginjeh	?	=	Thevetia neriifolia Juss.	35
mundess	(sak.)	=	?	
Oepas-antiar	(mal.)	=	Antiaris toxicaria Lesch.	15
Pangi	»	=	Pangium edule Reinw.	22

			No.
penaghur	(sak.)	= Calophyllum spec.	53
perachi	?	= Tabernaemontana malaccensis Hook fil. . . .	34 a
pergho	(sak.)	= ?	
piyung	»	= ? = pitjung ?	
pitjoeng (sund.) = poetjoeng	(javan.)	= Pangium edule Reinw.	22
poele	»	= Alstonia spec.	44
poele-pandak	(mal.)	= Rauwolfia serpentina Benth.	45
pohon-oepas = oepas antiar	»	= Antiaris toxicaria Lesch.	15
prachek = prachet = perachet = perachi	(mal. ?)	= Tabernaemontana malaccensis Hook. . . .	34 a
prono-djivo	(javan.)	= Euchresta Horsfieldii Benn.	43
prual	(sak.)	= Captosapelta flavescens	39
putsuk-ring-ring	(batt.)	= Callicarpa cana L.	38
Rameh (makass.) = rami = rumpe	(sak.)	= Boehmeria nivea Gaudich.	14
ratoes	(born.)	= ?	
rengas (mal.) = ringas	(batt.)	= Melanorrhoea Wallichii Hook.	26
rengut = ringhut	(mal.)	= Epipremum giganteum Schott.	9
ringas	(batt.)	= Melanorrhoea Wallichii Hook.	26
ringi-ringi	»	= Coix Lacryma L.	10
riong	(sak.)	= ?	
rumpe = rami = rameh	»	= Boehmeria nivea Gaudich.	14
Sedudo	»	= ?	
selowung	(mal.)	= Miquelia caudata King.	27
senteng = langi	(sundanes.)	= Homalonema spec.	7
Ternek	(sak.)	= Antiaris toxicaria Lesch.	15
toeba = tuba	(sak.)	= Randia dumetorum Lam..	40
tol (mal.) = tole	(sak.)	= Coscinium fenestratum Colebr.	17
tuba-aker	(mal.)	= Derris elliptica Benth..	32 a
tuba-boedji	»	= Tinospora crispa Miers	19

VIII. Toxikologische Untersuchung einer Anzahl Pfeilgifte.

Ich habe im folgenden die Ergebnisse der Untersuchung einer Anzahl Ipoh-Proben, die mir zur Verfügung standen, mitzuteilen.

Im Gegensatz zu Lewin, der die physiologische Probe zur Ermittlung der Bestandteile an die erste Stelle rückt, habe ich geglaubt, mein Augenmerk in erster Linie auf die *chemische* Ermittlung einer Anzahl von Bestandteilen richten zu sollen.

Wenn schon nicht Mediciner, habe ich mir doch aus den Ergebnissen der Lewinschen Untersuchungen die Ansicht gebildet, dass bei den physiologischen Versuchen die Gefahr vorliegt, nur den Hauptbestandteil des Giftes, oder nur den am kräftigsten wirkenden aufzufinden; wogegen die chemische Prüfung völlig objektiv zeigen musste, ob dieser oder jener Bestandteil vorhanden ist.

Allerdings musste Verzicht darauf geleistet werden, alle etwa vorhandenen giftigen Bestandteile nachzuweisen und zwar aus dem einfachen Grunde, weil unsere Kenntnisse über die Bestandteile der meisten im vorstehenden Pflanzenverzeichnisse aufgeführten Pflanzen mehr wie lückenhaft sind, oder solche ganz fehlen.

Ich musste mich daher darauf beschränken, nur eine Anzahl genau bekannter Giftstoffe aufzusuchen, um das meist spärliche und kostbare Material nicht zu gefährden.

Freilich konnten dabei die physiologischen Versuche nicht völlig entbehrt werden. Ich verdanke vielmehr denselben, die Herr Privatdocent Dr. M. Cloetta für mich anzustellen die grosse Freundlichkeit hatte, wichtige Aufschlüsse.

Ich benütze die Gelegenheit, Herrn Dr. Cloetta noch einmal meinen ergebensten Dank auszusprechen.

Bei diesen Tierversuchen handelte es sich aber nicht um den Nachweis von Körpern, die auch *chemisch zu fassen* waren, oder um eine Aufklärung des Giftes selbst, sondern lediglich nur um die Bestimmung der Giftigkeit eines ganz bestimmten Körpers, der mir in höchst geringer Menge aufstiess und der mit keinem der bekannten Stoffe identisch zu sein scheint.

Über die sehr interessanten Ergebnisse dieser Versuche berichte ich am Schlusse dieses Abschnittes.

Die Körper, auf die ich mein Augenmerk bei der chemischen Untersuchung richtete, waren in erster Linie: 1. Das Antiarin, das als Hauptträger der Wirksamkeit des Antiarismilchsaftes bisher gegolten hat; 2. die Strychnosalkaloide, *Strychnin* und *Brucin;* 3. das *Derrid,* das giftige Prinzip aus der *Derris elliptica Benth.*, und endlich 4. Arsen und Antimon.

Die beiden Alkaloide standen mir selbstverständlich rein zur Verfügung zum Anstellen von Vorversuchen.

Ein Muster (0,19 gr) Antiarin verdanke ich Herrn Prof. Dr. Kiliani in München und ein solches von Derrid Herrn Prof. Dr. Weysman in Leiden.

Für den Nachweis arbeitete ich ein Verfahren aus, welches sich an dasjenige von Stas-Otto zur Ausmittelung von Giften eng anschliesst.

Herr Prof. Dr. C. Hartwich [36] hat bereits Mitteilungen über ein solches von ihm angewendetes Verfahren gemacht. Im Laufe meiner Arbeit ergab sich aber die Notwendigkeit, dasselbe in einigen Punkten zu modifizieren.

Folgende Eigenschaften der unter 1—3 genannten 4 Körper sind es, die dabei in Betracht kommen.

I. Ihre Löslichkeit in den verschiedenen Lösungsmitteln.

a) Antiarin.

1. in kaltem Wasser fast unlöslich, in heissem Wasser löslich; kann daher aus Wasser zwecks Reinigung umkrystallisiert werden (Kiliani).
2. In weinsaurem Wasser löslich.
3. » Alkohol löslich, leicht löslich in 50 % Alkohol.
4. » weinsaurem Alkohol leicht löslich.
5. » Äther nicht leicht löslich.
6. » Chloroform leicht löslich.
7. » Petrolæther unlöslich.
8. » Methylalkohol löslich.

b) Strychnin und Brucin.

1. In Wasser fast unlöslich.
2. » weinsaurem Wasser leicht löslich.
3. » Äther leicht löslich.
4. » Chloroform leicht löslich.

Strychnin löst sich am leichtesten in einem Äther-Chloroformgemisch zu gleichen Raumteilen (C. C. Keller [47]).

c) Derrid.

1. In Wasser wenig löslich.
2. » weinsaurem Wasser leicht löslich.
3. » salzsaurem » » »
4. » Alkohol leicht löslich.
5. » saurem Alkohol leicht löslich.
6. » Äther leicht löslich.
7. » Chloroform leicht löslich.
8. » Petroläther unlöslich.

Diese Eigenschaft der Unlöslichkeit des Derrids in Petroläther kann zur Reinigung des Rohderrids verwendet werden. 0,35 gr Roh-Derrid, dargestellt von Dr. von Sillevoldt, wurden daher aus alkoholischer Lösung mit Petroläther fraktioniert gefällt. Es resultierten 0,280 gr *gereinigtes Derrid.*

Da, wie schon erwähnt, mir beim Antiarin und Derrid von reiner Substanz nur äusserst wenig Material zur Verfügung stand, wurden die Löslichkeitsverhältnisse, soweit sie aus der Litteratur nicht schon bekannt waren, folgendermassen ermittelt.

Ich stellte mir von beiden alkoholische Lösungen her. Davon wurde ein kleiner Teil unter Zusatz von einigen Tropfen Wasser im Reagiercylinder auf dem Wasserbade verdunstet, bis der Alkohol verjagt war, wobei sich Derrid und Antiarin in der Kälte ausschieden.

Nunmehr wurde zur Trockene verdampft und an dem Rückstand Löslichkeitsversuche mit obigen Lösungsmitteln angestellt, worauf das spärliche Material immer wieder gesammelt werden konnte.

Um zu untersuchen, ob Antiarin und Derrid aus saurer Lösung in Äther übergehen, wurden jeweilen 10 cm^3 einer 1 %igen Salzsäure den soeben genannten Verdunstungsrückständen zugesetzt, während einiger Minuten umgeschüttelt und vier Stunden der Ruhe überlassen. Die Filtrate wurden im Scheidetrichter mit Äther ausgeschüttelt; die wässerige salzsaure Flüssigkeit vom Äther getrennt und dieser auf dem Wasserbade verdunstet. Die Rückstände gaben die für Antiarin und

Derrid charakteristischen Reaktionen, von denen nachher die Rede sein wird. Diese Versuche zeigten also die für uns wichtige Thatsache, *dass Antiarin und Derrid aus saurer wässeriger Lösung in Äther übergehen.*

II. Reaktionen.

1. Farbreaktionen.

a) Antiarin.

1. *Eisenhaltige konzentrierte Schwefelsäure* wird durch eine Spur Antiarin intensiv *goldgelb* gefärbt (Kilian [48]).
2. *Reine konzentrierte Schwefelsäure* wird durch Antiarin *goldgelb;* nach einer Stunde tritt *starke Fluorescenz ins Grüne* auf.
3. *Wenig rohe Salzsäure* färbt Antiarin, namentlich bei Wasserbadtemperatur *oliven- bis smaragdgrün.* Diese Farbe geht in Chloroform über.
4. *Konzentrierte Salpetersäure* giebt keine Reaktion.
5. *Eine wässerige hellgelbe Lösung von Natriumpikrat* wird in der Hitze durch Antiarin braun (Wefers-Bettink [5]).

Die von Hartwich [36] angegebene orangerote Färbung des Antiarins mit Cersulfat und konzentrierter Schwefelsäure tritt mit reinem Antiarin nicht ein. Diese Reaktion beruht, wie ich später zeigen werde, auf einer Verunreinigung mit einem fluavilartigen Körper.

b) Derrid.

1. *Konzentrierte Salpetersäure* wird durch Derrid *gelbrot* bis *ziegelrot* gefärbt (von Sillevoldt [86]).

Auf Zusatz von Wasser wird das Derrid aus der Lösung rotgelb gefällt. Diese Fällung ist in Äther und Chloroform löslich.

2. *Eisenhaltige konzentrierte Schwefelsäure* wird durch Derrid andauernd *kirschrot* gefärbt.

Antiarin und Derrid werden durch allgemeine Alkaloidreagentien nicht gefällt.

c) Strychnin.

1. *Kaliumdichromat* und *konzentrierte Schwefelsäure* werden mit Strychnin vorübergehend *violett* gefärbt.
2. *Vanadinsäure* und *konzentrierte Schwefelsäure* werden mit Strychnin *anhaltend kornblumenblau* gefärbt.

d) Brucin.

1. *Konzentrierte Salpetersäure* wird mit Brucin *gelbrot* (bis ziegelrot) gefärbt.

2. Fällungsreaktionen.

Beide Strychnosalkaloide werden durch allgemeine Alkaloidreagentien (Meyers Reagens, Gerbsäure etc.) gefällt.

Ausführung der Reaktionen.

a) Antiarin.

ad 1. Der zu prüfende Rückstand wird mit einem erkalteten Gemisch von 2 cm³ konzentrierter Schwefelsäure und 2—3 Tropfen Ferrisulfatlösung (Ph. H. III) übergossen. (Diese Mischung ist für jeden Versuch frisch herzustellen.)

ad 2. Der zu prüfende Rückstand wird auf einem Uhrglase reichlich mit konzentrierter Schwefelsäure übergossen und unter öfterem Umrühren mit dem Glasstabe längere Zeit stehen gelassen. Nach 1—2 Stunden tritt bei Gegenwart von Antiarin deutliche Fluorescenz ein.

ad 3. Der zu prüfende Rückstand wird auf einem Uhrglase mit wenig roher Salzsäure auf dem Wasserbade behandelt, bis diese abgeraucht. Während des Erkaltens tritt oliven- bis smaragdgrüne Färbung auf. Diese trockene, grüne Substanz ist mit grüner Farbe in Chloroform und Äther löslich.

ad 5. «Wenn man 1 cm³ einer Lösung von Natriumcarbonat (1 : 20) mit 3 Tropfen einer kaltgesättigten wässerigen Lösung von Pikrinsäure kocht, so verändert sich die Farbe nicht bemerkenswert; bei Zusatz einer Spur Antiarin geht die Farbe von citronengelb in orangerot (wohl besser gelbbraun bis braun) über». (H. Wefers-Bettink [5].)

Zweckmässig ist es, die gekochte Na-Pikratlösung in zwei Teile zu teilen, wovon der eine Teil zum Vergleich der Farbenveränderung zurückgestellt, während der andere Teil für die auszuführende Probe verwendet wird. Diese Reaktion ist sehr scharf und wird durch die Gegenwart von Derrid nicht beeinträchtigt.

b) Derrid.

ad 1 und 2 ist nichts hinzuzufügen.

ad 3. Die Reaktion ist genau wie bei Antiarin sub 3 auszuführen. Die Rotfärbung tritt in durchscheinendem Lichte mit reinem Derrid schon nach zwei Minuten auf, während sie durch Antiarin nur wenig verzögert und in der Nuance etwas dunkler wird.

c) Strychnin.

ad 2. 2 cm^3 konzentrierte reine H_2SO_4 wird im Reagiercylinder mit einer kleinen Messerspitze voll trockener Vanadinsäure umgeschüttelt, bis eine gelb-grünliche Lösung entstanden ist. Beim Übergiessen dieser frisch bereiteten und erkalteten Lösung auf die zu prüfende Substanz tritt bei Gegenwart von Strychnin eine anhaltende kornblumenblaue Färbung ein. Diese Reaktion ist sehr scharf und ist derjenigen mit konzentrierter H_2SO_4 und $K_2Cr_2O_7$ vorzuziehen. Eine Störung der Reaktion durch Anwesenheit von Brucin konnte nie beobachtet werden.

d) Brucin.

ad 1 ist nichts hinzuzufügen.

Um zu untersuchen, welche von den angegebenen Reaktionen geeignet sind, Antiarin und Derrid in einem Gemisch neben einander unzweideutig nachzuweisen, wurden folgende Versuche angestellt:

Reines Antiarin und Derrid wurden zusammen in wenig Alkohol gelöst, auf verschiedene Uhrgläser verteilt und nach dem Verdunsten des Alkoholes folgende Reaktionen angestellt:

1.	Konzentr. HNO_3	— ziegelrot
2.	» H_2SO_4 — $Fe_2(SO_4)_3$	— kirschrot
3.	» H_2SO^4	— goldgelb m. Fluorescenz
4.	Na-Pikratlösung	— braungelb
5.	mit roher Salzsäure auf dem Wasserbad erwärmt	— braun

No. 1 und 2 zeigen Derrid.
No. 3 und 4 Antiarin.
No. 5 ist unbrauchbar.

Somit konnten die Reaktionen 1—4 als stichhaltige Identitätsreaktionen angenommen werden.

Sollte die Reaktion auf Derrid mittelst konzentrierter $H_2SO_4 + Fe_2(SO_4)_3$ durch Verunreinigungen gestört werden, so giebt die Reaktion mittelst HNO_3 den Stichentscheid.

Wenn wir nun die genannten Eigenschaften der vier Gifte ins Auge fassen, sind wir in den Stand gesetzt, eine Methode zur Auffindung der einzelnen Gifte neben einander aufzustellen.

Es kommen hierbei folgende Gesichtspunkte in Betracht:

1. Die Löslichkeit des Antiarins, des Derrid, des Strychnins und des Brucins in weinsaurem Alkohol und weinsaurem Wasser.

2. Die Möglichkeit,

a) das Antiarin und das Derrid aus weinsaurem Wasser mittelst Äther auszuschütteln, während die beiden Strychnosalkaloide nicht in den Äther übergehen,

b) die Strychnosalkaloide aus *alkalischer* wässeriger Lösung mit Äther auszuschütteln,

c) Antiarin und Derrid nebeneinander, sowie

d) Strychnin und Brucin nebeneinander durch Identitätsreaktionen nachzuweisen.

Auf diese Thatsachen gründet sich folgende von Hartwichs Verfahren etwas abgeänderte Methode.

Methode.

Die zu prüfende Substanz wird in einem Erlenmeyer (von ca. 50 cm³ Inhalt) mit ca. 25 cm³ 1 % Weinsäure enthaltendem Alkohol auf dem Wasserbade am Rückflusskühler während 2—3 Stunden gekocht und nach dem Erkalten filtriert. Das in einer Porzellanschale zur Sirupkonsistenz auf dem Wasserbade eingedampfte Filtrat wird mit destilliertem Wasser aufgenommen und *nach dem Erkalten* filtriert.

Die so erhaltene klare, weinsaure wässerige Flüssigkeit wird (nach einer Vorprobe auf Alkaloidgehalt mittels Meyers Reagens) in einen cylindrischen Scheidetrichter gegeben, der höchstens bis zur Hälfte mit der Flüssigkeit gefüllt sein darf.

Nun wird mit etwa halbsoviel Äther während 1—2 Minuten ausgeschüttelt und der Ruhe überlassen.

Nach völliger Trennung der Flüssigkeiten wird der wässerige Teil in einen Erlenmeyer abgelassen und der Äther, der das Antiarin und das Derrid enthält, durch ein trockenes Filter in einen andern Erlenmeyer gegeben. Diese Operation wird mit neuen Mengen Äther so oft wiederholt, bis eine herausgenommene Ätherprobe kein Antiarin und Derrid mehr enthält, d. h., auf einem Uhrglas verdunstet, keinen Rückstand mehr hinterlässt. Dies ist der Fall, wenn konzentrierte Schwefelsäure auf dem Uhrglase keine Färbung erzeugt.

Nun wird die wässerige weinsaure Flüssigkeit, die noch viel Äther enthält, auf dem Wasserbade in einer Porzellanschale so lange erhitzt, bis aller Äther verdunstet ist; alsdann mit Natronlauge schwach alkalisch gemacht und von neuem mit Äther im Scheidetrichter ausgeschüttelt. Die vereinigten Ausschüttelungen dienen zur Prüfung auf Strychnin und Brucin.

Diese Methode weicht von derjenigen, die Hartwich angewendet hat und die sich lediglich auf nur wenige Angaben in der Litteratur stützen konnte, in folgenden Punkten ab:

Während Hartwich die Giftprobe mit weinsaurem Wasser anrührte und sofort mit Äther ausschüttelte, ohne zu filtrieren, zog ich vor, mit weinsaurem Alkohol zu extrahieren und den Verdampfungs-Rückstand des alkoholischen Auszuges mit Wasser aufzunehmen.

Es war zu erwarten, dass bei diesem Verfahren, das sich eng an das Stas-Otto'sche Verfahren zur Ausmittelung der Gifte anschliesst, schliesslich reinere Lösungen erhalten und Emulsionsbildungen beim Ausschütteln mit Äther vermieden wurden. Weiter wurde, wie der Fortgang der Versuche zeigte, hierbei ein Stoff, den Hartwich mit dem Antiarin zusammen erhielt, zurückgehalten, so dass beide getrennt werden konnten.

Der zweite Unterschied besteht darin, dass bei der abgeänderten Methode Derrid neben Antiarin nachgewiesen wird, indem beide aus derselben weinsauren wässerigen Lösung mittels Äther ausgeschüttelt werden. Dass das keine Schwierigkeiten bereitet, zeigten die oben angeführten Reaktionen. Hartwich, dem kein Derrid zur Verfügung stand, sondern, der die hierbei in Betracht kommenden Eigenschaften den nicht zahlreichen Angaben der Litteratur entnehmen musste, suchte das Derrid aus dem in saurem Wasser unlöslichen Rückstand mit Äther zu extrahieren. Da aber das Derrid in saurem Wasser leicht löslich ist, so liegt eben die Gefahr vor, dass es schon bei der ersten Extraktion mit ausgezogen wird. Trotzdem habe ich die Angaben Hartwichs ohne Anstand in meine am Schluss dieses Abschnittes folgende Tabelle aufnehmen können. Ich habe einige der von ihm untersuchten Gifte nachuntersucht und bin zu den gleichen Resultaten gekommen.

Ferner musste das Derrid bei der Reaktion mit eisenhaltiger Schwefelsäure auf Antiarin sich durch Rotfärbung der Schwefelsäure verraten, die bei Hartwich, wie ich mich durch Einsichtnahme seines Laborationsjournals überzeugte, nie eingetreten ist.

Endlich wurde die Reaktion auf Antiarin mittelst Cersulfat und konz. Schwefelsäure fallen gelassen, weil diese, wie schon angedeutet, nicht dem Antiarin, sondern, wie sich später herausstellte, einem fluvialartigen Körper zuzuschreiben ist, der stets neben dem Antiarin auftritt.

Um aber diese abgeänderte Methode auf ihre Verwendbarkeit zu prüfen, erprobte ich sie zuerst an einem selbst zusammengesetzten Gemenge von Antiarin Kiliani 0,05, Derrid von Sillevoldt 0,03, und von beiden Strychnosalkaloiden je 0,05. Als Menstruum verwendete ich 10,0 gr irgend eines indifferenten Drogenpulvers. Zur Analyse dieses künstlichen Giftgemenges wurde die Masse in zwei Teile geteilt, wovon der eine kalt, der andere auf dem Wasserbade extrahiert wurde. Dies geschah, um zu erfahren, ob das Antiarin, als ein Glycosid, durch die Weinsäure in der Wärme nicht zersetzt werde, wodurch die Identitätsreaktion hätte ausbleiben können. Beide Versuche zeigten jedoch völlig übereinstimmende Resultate.

Nachdem sich die Methode bewährt hatte, konnte ich zur Analyse der Pfeilgifte selbst schreiten. Wo mir genügend Material zu Gebote stand, wie bei einigen Bambusbüchsen und Spateln, verwendete ich 5—8 gr Gift; wo mir aber nur wenige Pfeile zu Gebote standen, wurde denselben, indem ich sie mit der Spitze mehrere Tage lang in sauren Alkohohl stellte, alles Gift entzogen. Standen mir viele Pfeile der gleichen Provenienz zur Verfügung, so wurden 20 auf einmal verarbeitet. Trotz der Kostbarkeit des Materials wäre Sparsamkeit hier übel angebracht gewesen, da die Sicherheit der Resultate hätte leiden können. Den weitern Verlauf der Untersuchungen habe ich oben geschildert.

Ich beschränke mich im folgenden darauf, nur diejenigen Beobachtungen und Nebenerscheinungen zu erwähnen, die uns erlauben, wichtige Schlüsse zu ziehen. Die Resultate lasse ich am Schlusse dieses Abschnittes in tabellarischer Form folgen.

Was mir beim Verlauf der Untersuchungen vor allen Dingen aufgestossen ist, und zwar zuerst bei No. 8,* dem Pfeilgift von Borneo, das war ein gelblichweisser, wachsartiger Körper, der sich beim Aufnehmen des Verdunstungsrückstandes des weinsauren Alkohols mit kaltem Wasser am Glasstabe festsetzte. Herrn Prof. Hartwich waren ebenfalls bei der mikroskopischen Betrachtung des im weinsauren Wasser unlöslichen Rückstandes solche wachsartige Kügelchen aufgefallen. Ich erinnerte mich aber, bei Mulder [58] gelesen zu haben, dass dieser Analytiker ebenfalls einen wachsartigen Körper als Bestandteil des Antiarismilchsaftes gefunden hat. Ich prüfte nun den Körper auf seine Löslichkeit in Alkohol und Äther und fand ihn besonders in der Wärme verhältnismässig leicht in beiden Lösungsmitteln löslich. Somit musste bei der Prüfung Hartwichs auf Antiarin dieser Körper beim Ausschütteln des mit weinsaurem Wasser angeriebenen Pfeilgiftes mit Äther in diesen übergehen.

Es war daher von Interesse, zu erfahren, ob er sich bei der Reaktion auf Antiarin mit konzentrierter Schwefelsäure und Cersulfat mitbeteiligte. Dies war auch wirklich der Fall; ja, konzentrierte reine Schwefelsäure bewirkte dieselbe Rotfärbung des wachsartigen Körpers allein, ohne Cersulfat.

Nun wurde dieses «Wachs» allein mit heissem Wasser behandelt, das Wasser abgegossen und eingedampft. Es blieb ein Rückstand, der alle Reaktionen des Antiarins wiedergab, mit Ausnahme der Cersulfat-Schwefelsäure-Reaktion. Das Auswaschen wurde so lange wiederholt, bis das saure Wasser nichts mehr aufnahm, d. h. alles Antiarin ausgewaschen war. Der wachsartige Körper aber zeigte die Rotfärbung mit Cersulfat + konzentrierte H_2SO_4, sowie auch mit reiner H_2SO_4, wie vorher.

* Die Nummern der Pfeilgifte beziehen sich auf die am Schlusse dieses Abschnittes folgende Tabelle II.

Diese Erscheinung wiederholte sich nun in allen folgenden Fällen, wo Antiarin nachgewiesen werden konnte, fehlte aber da, wo kein Antiarin zugegen war. *Wir haben somit Ursache, anzunehmen, dass der wachsartige Körper ein Bestandteil des Antiarismilchsaftes und Träger der genannten Reaktion ist,* umsomehr als derselbe Körper auch später in einem Antiarismilchsafte der pharmakognostischen Sammlung Zürichs wieder gefunden wurde. Auf diese Untersuchung werde ich sogleich zurückkommen.

An dieser Stelle muss ich aber die Besprechung der Guttapercha des Herrn Gustav Schneider einschalten, da ihre Untersuchung weiteres Licht auf die Natur dieser wachsartigen Substanz wirft.

Herr Gustav Schneider in Basel hatte mir eine Substanz übergeben, die er für Guttapercha hielt, und von der er sagte, dass sie auf Sumatra als Zusatz zu Ipoh verwendet werde.

Ich habe diese Substanz nach den Angaben von Oesterle [63] untersucht und konstatiert, dass in der That Guttapercha vorliegt.

Von den Bestandteilen der Guttapercha interessieren uns nur zwei, nämlich das *Alban* und das *Fluavil.*

Das *Alban* wird aus alkoholischen heissen Auszügen der Guttapercha durch rasches Abkühlen als körnig-krystallinischer, weisser Niederschlag erhalten. Geschmolzen bildet das reine Alban eine durchsichtige, schwach gelbe, spröde Masse vom Schmelzpunkt 185°. Konzentrierte Salpetersäure löst das Alban unter Entwicklung roter Dämpfe. Verdünnen mit Wasser lässt eine gelbliche, flockige Masse ausfallen. Der vom Alban abfiltrierte erkaltete Alkohol enthält das *Fluavil,* eine harzige Masse, die sich in konzentrierter Schwefelsäure mit roter Farbe löst. Zerreibt man Fluavil mit Zucker und fügt konzentrierte Schwefelsäure hinzu, so entsteht (nach 30 bis 40 Minuten) eine rote Färbung.* Die Reinigung des Rohfluavils geschieht durch Auflösen in kaltem Alkohol und Fällen mit verdünnter Salzsäure.

Diese beiden Körper konnten mit Leichtigkeit in Schneiders Substanz konstatiert werden. Es liegt also in der That Guttapercha vor. Nun zeigte sich aber die auffallende Thatsache, dass das aus Schneiders Guttapercha isolierte und gereinigte Fluavil dieselbe Rotfärbung mit konz. Schwefelsäure giebt, wie der aus den Pfeilgiften und aus dem eingetrockneten Antiarismilchsafte der pharmakognostischen Sammlung Zürichs isolierte *wachsartige Körper.* Trotzdem darf letzterer nicht ohne weiteres als reines Fluavil angesehen werden, was aus folgendem hervorgeht. Das aus Guttapercha in oben angegebener Weise dargestellte reine Fluavil hat schon äusserlich keine Ähnlichkeit mit Wachs. Unterwift man jedoch Guttapercha dem gleichen Verfahren,

* Diese Reaktionen wurden mit Fluavil, das Herr Apotheker Uhlmann in Zürich aus Guttapercha isoliert hatte, geprüft und als richtig befunden.

wie ein antiarinhaltiges Pfeilgift, so erhält man allerdings auch einen solchen wachsartigen Körper, der dem «Antiariswachs» absolut ähnlich ist und im Schmelzpunkt (121—124°) übereinstimmt. Diese wachsartigen Körper aber konnten beide (aus Pfeilgift resp. dem Antiarismilchsafte und der Guttapercha) mittels Alkohol in Fluavil und Alban gespalten werden.

Somit haben wir das «Antiariswachs» ebenso wie das «Wachs» aus Schneiders Guttapercha, als ein Gemenge von Fluavil und Alban aufzufassen. Die Reaktion mit konzentrierter Schwefelsäure ist aber, wie ich früher zeigte, Eigentümlichkeit des *Fluavils,* wird jedoch durch die Gegenwart von Alban nicht gestört. — In auffallend reichem Masse fand sich das «Wachs» (also Fluavil und Alban) in dem Gifte des Berliner Spatels No. 15, so dass ich der Ansicht bin, dass hier allerdings ein Zusatz von Guttapercha stattgefunden hat; umsomehr, als die Farbe und Konsistenz dieses zähen und klebrigen Giftes vollständig verschieden ist von derjenigen aller übrigen spröden und bröckligen Giftproben.

Die Thatsache aber, dass dieses «Wachs» ohne Ausnahme nur in solchen Giften gefunden wurde, die Antiarin enthalten, da aber fehlte, wo Antiarin abwesend ist, ferner der Nachweis desselben Körpers im eingetrockneten Antiarismilchsafte der Pharmakognostischen Sammlung Zürichs und endlich die Angaben Mulders, der von einem wachsartigen Bestandteil des Antiarismilchsaftes spricht, erlauben uns absolut nicht, anzunehmen, dass ein Zusatz von Guttapercha es ist, der die Gegenwart des «Wachses» allein bedingen kann; sondern zwingen uns vielmehr, unter Berücksichtigung obiger Versuche, zu der Annahme, dass das «Wachs» als ein gemeinschaftlicher Bestandteil von Antiarismilchsaft und von Guttapercha anzusehen ist; mit anderen Worten, dass der Milchsaft von Antiaris toxicaria Guttapercha oder einen sehr ähnlichen Stoff enthält. Ich weiss wohl, dass Guttapercha mit Sicherheit nur in Sapotaceen nachgewiesen ist, dass dagegen zahlreiche Moraceen, wozu Antiaris gehört, Kautschuk liefern, der chemisch von Guttapercha verschieden ist. Trotzdem kann ich meinen Befund nicht anders als auf Guttapercha deuten, (wobei dieser Begriff im weitesten Sinne zu verstehen ist). Ich will auch darauf aufmerksam machen, dass nach Wiesner [98] p. 358 *Castilloa tunu Cerv.* in Centralamerika eine Art Guttapercha liefern soll.

Wichtiger als dieses Wachs war vielmehr eine andere Nebenerscheinung, die, weil unerwartet, in den Gang der Analyse nicht hineinpasste. In dem gleichen Pfeilgift No. 8 resp. in dessen weinsaurer wässeriger Lösung, in dem ich Antiarin sowie das eben besprochene Alban und Fluavil gefunden hatte, erzeugte nämlich Meyers Reagens eine starke Fällung, was auf die Gegenwart eines Alkaloides schliessen liess. Nachdem alles Antiarin ausgeschüttelt war, wurde die Lösung natralkalisch gemacht und auf Strychnin und Brucin untersucht. Allein keines von beiden konnte nachgewiesen werden, d. h. die Äther-Chloroformmischung, mit der ausgeschüttelt wurde, sowie der Äther, nahmen kein Alkaloid auf; trotzdem erzeugte Meyers Reagens deutliche Fällung in der weinsauren wässrigen Lösung.

Der Versuch wurde wiederholt, aber mit dem gleichen Resultate.

Nun wurden verschiedene Ausschüttelmethoden angewendet. Ich versuchte aus natralkalischer und ammoniakalischer Lösung, ausser mit Äther und Chloroform, mit Äthylacetat, Petroläther etc., aber ohne Erfolg den Körper zu isolieren, der diese Fällung mit Meyers Reagens verursachte.

Die wässerige, ammoniakalische Lösung wurde daher mit Weinsäure sauer gemacht, auf ein kleines Volumen gebracht, mit ebensoviel Alkohol versetzt und bei Seite gestellt. Nachdem aber dieselbe Erscheinung sich bei No. 15, 16 und 17 wiederholte, während sie bei No. 9 fehlte, fiel es auf, dass die Fällung mit Meyers Reagens immer nur da auftrat, wo Antiarin zugegen war; während bei No. 9, wo nur Strychnin, und zwar in erheblichen Masse, nachgewiesen wurde, die Fällung mit Meyers Reagens nach Entfernung des Strychnins ausblieb. Es lag daher die Vermutung nahe, dass das fragliche Alkaloid mit dem Antiarin in irgend einem Zusammenhang stehe. Es wurden deshalb 3 gr von demselben Antiarissafte der pharmakognostischen Sammlung (unbekannter Provenienz), der schon früher bei der Prüfung auf « Wachs » Aufschluss gegeben hatte, dem gleichen Verfahren unterworfen. Und in der That erzeugte Meyers Reagens in der weinsauren, wässerigen Lösung deutliche Fällung, während natürlich Strychnin und Brucin abwesend waren.

Ich muss hier nachholen, dass Kiliani ausser *Antiarin* einen weiteren Bestandteil aus dem Antiarismilchsaft isoliert hat, den er *Antiarol* nennt und der die Eigenschaft hat, aus natralkalischer Lösung durch Salzsäure gefällt und in weinsaurer Lösung durch verdünnte Eisenchloridlösung rot gefärbt zu werden. Nun hatte ich nämlich beobachtet, dass beim Ansäuren der alkalischen Lösung mit verdünnter HCl eine Trübung entstand, die aber durch Zusatz von Meyers Reagens viel deutlicher wurde. Es entstand daher die Aufgabe zu prüfen, in welchem Zusammenhange der alkaloidartige Körper, der durch Meyers Reagens gefällt wurde, mit dem Antiarol Kilianis stehe. (NB. Reines Antiarol stand mir nicht zur Verfügung und über sein Verhalten gegenüber Meyers Reagens geht aus den Mitteilungen Kilianis nichts hervor. Überhaupt wird bei Kiliani kein Körper genannt, der mit Alkaloidreagentien Fällung giebt.)

Da nun aber der fragliche Körper im reinen Antiarissafte der Sammlung auch gefunden worden war, und da das stets gleichzeitige

Auftreten mit Antiarin auffallen musste, so war es gewiss von grossem Interesse, der Sache näher auf den Grund zu gehen. Es wurde daher eine neue Menge von Pfeilgift No. 15 in Arbeit genommen. Und zwar, da das Antiarol nach Kiliani direkt in Äther übergeht, so wurde das Gift, ohne anzusäuern, mit Äther ausgeschüttelt. Der Äther wurde abdestilliert und der Rückstand, der im wesentlichen «Antiaris-Wachs» (d. h. Alban und Fluavil) war, wurde auf *Antiarol* untersucht. Zu diesem Zweck wurde das «Wachs» mit 50 % Alkohol behandelt, dieser verdunstet und der Rückstand mittels $FeCl_3$ auf Antiarol geprüft. Die Reaktion fiel negativ aus. Dagegen gab der in 50 % Alkohol unlösliche Wachsrückstand an weinsaures Wasser in der Wärme wirklich Antiarol ab, indem die Reaktion mit $FeCl_3$ sehr schön eintrat; aber die Fällung mit Meyers Reagens blieb aus. Somit hat das Antiarol, das dem Gifte durch weinsaures Wasser entzogen werden kann, keinen Anteil an der Fällung, die durch Meyers Reagens entsteht. Andererseits konnte in dem weinsauren wässerigen Auszug des Giftes beides, das Antiarol mit Eisenchlorid und das fragliche Alkaloid, mit Meyers Reagens deutlich nachgewiesen werden. Bei Anordnung des ersten Versuches konnte also durch Behandeln des Giftes mit Äther, ohne Zusatz von Säure, Antiarol isoliert werden, während der fragliche alkaloidische Körper nicht in Lösung ging.

Bei Anordnung des zweiten Versuches, durch Behandeln des Giftes mit weinsaurem Wasser, konnten beide, Antiarol und der fragliche Körper, nachdem das Antiarin entfernt worden war, konstatiert werden.

Aus diesen Versuchen geht also hervor,

1. der fragliche Körper findet sich auch im Antiarissafte der pharmakognostischen Sammlung;
2. Antiarol reagiert nicht mit Meyers Reagens, ist daher mit fraglichem Körper nicht identisch.

Als ich diesen alkaloidischen Körper in dem Milchsafte der pharmakognostischen Sammlung Zürich auffand, und da über die Herkunft desselben nichts bekannt war, so war ich zunächst der Meinung, dass es sich gar nicht um den einfachen Milchsaft handle, sondern etwa um ein zusammengesetztes Ipoh. Ich bemühte mich daher, den Körper in ganz einwandfreiem Material aufzufinden.

Zu diesem Zwecke wurden je 5 gr Antiarisrinde, die ich dem Rijks-Museum in Leiden verdanke,

1. mit weinsaurem Wasser,
2. mit weinsaurem Alkohol

auf dem Wasserbade während 2 Stunden digeriert.

Auszug 1 wurde filtriert, auf ein kleines Volumen gebracht und nach Trennung der (durch das Abdampfen) ausgeschiedenen Krystalle, die sich als Kaliumtartrat erwiesen, mit Meyers Reagens versetzt. *Es entstand eine deutliche Fällung.*

Auszug 2 wurde auf dem Wasserbade eingedampft, der Rückstand mit Wasser aufgenommen und das Filtrat mit Meyers Reagens versetzt. *Es trat eine deutliche Trübung ein.*

Somit glaube ich den Beweis geliefert zu haben, dass dieser fragliche Körper aus dem Upasbaume stammt. Die folgenden Proben ergaben wieder bestätigende Resultate.

In sämtlichen Proben, die Antiarin enthielten, war dieser Körper zugegen, während er stets da fehlte, wo Antiarin abwesend war.

Ich habe nun eine Reihe von Versuchen gemacht, um den Körper zu isolieren. Ich will dieselben nicht einzeln anführen; sie sind ohne Erfolg geblieben. Einesteils trägt daran offenbar die Leichtlöslichkeit des Körpers in Wasser die Schuld und andernteils die geringe Menge das mir zu Gebote stehenden Materials. Ich sagte mir daher, dass ich im günstigsten Falle mein Material würde aufbrauchen müssen, um vielleicht eine Farbreaktion aufzufinden, die an und für sich auch nicht viel sagte, und zog es daher vor, einige Versuche anzustellen, um die alkaloidische Natur des Körpers weiter zu beweisen, die Hauptmasse aber lieber dazu zu verwenden, um zu untersuchen, ob der Körper an der Wirkung des Ipoh beteiligt ist.

Ich habe daher Versuche mit einigen Fällungsreagentien gemacht und gefunden:

In weinsaurer wässeriger Lösung giebt

1. Meyers Reagens — weisse Fällung,
2. Gerbsäure — weisse Fällung, die in starkem Alkohol löslich ist, beim Verdünnen mit Wasser wieder ausfällt (diese Eigenschaft kann zur Reinigung des Tannates dienen),
3. Jodjodkaliumlösung — braune Fällung.

Des weiteren musste mir daran liegen, den Körper auf seinen Gehalt an Stickstoff zu prüfen.

Dazu verwendete ich einmal eine kleine Menge des mit Gerbsäure erhaltenen Niederschlages und weiter eine kleine Menge des weinsauren Alkaloides.

Die Versuche wurden in gewohnter Weise mit festem Kalium ausgeführt, welche Methode auf Bildung von KCN beruht, das seinerseits wiederum durch Eisenchlorid und Ferrosulfat beim Ansäuren des gekochten Gemisches Berlinerblaubildung verursacht.

Der Niederschlag von Berlinerblau ist in beiden Fällen eingetreten, wodurch die Anwesenheit von Stickstoff bewiesen war. Die Reagentien waren vorher durch einen blinden Versuch auf Reinheit geprüft worden. Für den physiologischen Versuch wurde der Körper, den wir nunmehr füglich als ein Alkaloid ansprechen dürfen, in folgender Weise gereinigt:

Alle bisher beiseite gestellten weinsauren Lösungen, in denen Meyers Reagens, bei Abwesenheit von Strychnin und Brucin, Fällung erzeugte, wurden vereinigt und daraus etwa vorhandenes Antiarin durch Ausschütteln mit Äther entfernt. Während dieser Prozedur, welche lange Zeit in Anspruch nahm, konnte allerdings bei Kontrollversuchen eine schwache Abnahme an Intensität der Fällung mit Meyers Reagens bemerkt werden, so dass eine Gehaltsabnahme der weinsauren wässerigen Lösung offenbar stattgefunden hat, was aber bei der beträchtlichen Menge Äther, die dazu verwendet werden musste, nicht zu verwundern ist.

Nachdem schliesslich alles Antiarin entfernt war, wurde die resultierende weinsaure wässerige Lösung, die mit Meyers Reagens immer noch stark reagierte, mit Natronlauge genau neutralisiert und mit absolutem Alkohol das entstandene Na-tartrat ausgefällt. Nach dem Stehenlassen über Nacht wurde filtriert, mit absolutem Alkohol nachgewaschen und das Filtrat zur Trockene verdampft. Auf diese Weise erhielt ich 0,189 gr weinsaures Alkaloid.

Diesen Rückstand, der also von den übrigen wirksamen Bestandteilen des Ipoh nichts mehr enthielt, noch weiter zu reinigen unterliess ich, um Verluste zu vermeiden. Ich löste ihn vielmehr zu einer 5 %igen Lösung in Wasser; diese diente nun für die folgenden physiologischen Versuche.

Die physiologische Untersuchung, die im Laboratorium des Herrn Privatdozenten Dr. Cloetta in Zürich ausgeführt wurde, zeigt ein höchst bemerkenswertes Resultat. Mit der Erlaubnis des Herrn Dr. Cloetta lasse ich hier seine Mitteilungen über das Ergebnis seiner Versuche folgen, indem ich bemerke, dass diese mit der obengenannten 5 %igen Lösung des *weinsauren Alkaloides* ausgeführt wurden. Demnach entsprechen

1,0 cm^3	= 0,05	gr weinsaurem	Alkaloid,	
0,1 »	= 0,005	»	»	»
0,5 »	= 0,025	»	»	»

Herr Dr. Cloetta schreibt mir unter dem 30. Oktober 1900:

«Ich bin erst jetzt dazu gekommen, die Versuche mit Ihrer Substanz abzuschliessen. Es ging daraus folgendes hervor: Der in der

Lösung enthaltene Körper ist als sehr starkes Gift zu bezeichnen. Bei Fröschen ruft die subkutane Injektion von 0,4 cc (NB. der Lösung) schon in 3 Minuten einen vollständigen systolischen Herzstillstand hervor. Erst viel später schliesst sich dann auch eine schwache allgemeine Lähmung des Tieres an, an der hauptsächlich die Atmung beteiligt ist. Das Gift wirkt also ganz ähnlich wie Digitoxin, nur viel rascher.

«Bei Kaninchen ruft eine subkutane Injektion von 0,5 cc nach 3 Minuten eine Herabsetzung der Herzaktion von 200 auf 160 Schläge per Minute hervor. Nach weiteren 3—5 Minuten wird die Aktion wieder stark beschleunigt, bis auf 240 per Minute ganz regelmässig und kräftig; in diesem Stadium beginnt bereits Dyspnœ. Ganz plötzlich steht dann das Herz in Diastole still und das Tier stirbt unter krampfartiger Respiration. Die Vergiftungsdauer beträgt also ca. 6—8 Minuten.

«Es ist diese Substanz also namentlich mit Rücksicht auf die Schnelligkeit des Eintrittes zu den heftigst wirkenden Substanzen zu zählen.»

Hiernach blieb es noch offen, zu untersuchen, wie dieses Gift bezüglich seiner Wirksamkeit zu derjenigen des Antiarins sich verhalte. Ich übergab daher Herrn Dr. Cloetta den letzten Rest des noch in meinem Besitze befindlichen Antiarins. Derselbe berichtet über die damit angestellten Versuche folgendermassen:

«Die Wirkung des Antiarins ist keine so einheitliche. Es ist auch ein Herzgift, aber die Wirkung ist viel weniger stark ausgesprochen als bei dem Alkaloid. Bei Fröschen ruft eine Gabe von 2 mgr einen systolischen Herzstillstand hervor, aber die Wirkung ist lange nicht so intensiv; Dosen von 0,5—1 mgr machen nur etwas unregelmässige Herzaktion. Auch hier traten bei Dosen über 2 mgr Lähmungserscheinungen des Tieres auf. Am Warmblüter konnte ich trotz Verabreichung grösserer Gaben keine deutliche Wirkung erzielen. Dosen bis zu 7 und 8 mgr blieben ohne jeden Einfluss. Zu weitern Versuchen reicht das Material nicht. Wenn daher auch die beiden Körper ähnlich wirken, so sind sie sicher nicht identisch.»

Es geht also aus diesen Versuchen von Dr. Cloetta hervor, dass das Antiarin und mein Alkaloid bezüglich der physiologischen Wirkung nicht identisch sind und weiter, dass mein Alkoloid sicher einen der wichtigsten Bestandteile des Ipoh ausmacht. Freilich erlauben die oben mitgeteilten Zahlen noch nicht, die Giftigkeit des Alkaloides gegen die des Antiarins genau abzumessen, da in dem einen Falle die alkoholische Lösung eines ganz reinen Glycosides zur Verwendung gelangte, in dem andern Falle das weinsaure Salz eines nicht absolut reinen unbekannten Alkaloides. Ich darf hier aber nicht verschweigen, dass H. Vogel [92]

S. 781 eine Mitteilung macht über Untersuchungen Kükenthals, die in Betreff der Herzwirkung eines Pfeilgiftes von Borneo viel Ähnliches mit der Wirkung des hier in Rede stehenden Alkaloides hat. «Das Pfeilgift, das als überaus starkwirkend berüchtigt ist,» sagt Kükenthal, soll innerlich als Heilmittel (!) gegen Fieber verwendet werden.»

Kükenthal vermutete Antiarisgift, Leubuscher und Knorr, denen das Gift zur Untersuchung gegeben wurde, konnten aber kein Glycosid nachweisen.

Die Untersuchung hat jedoch ergeben, dass es sich wahrscheinlich um ein unbekanntes Alkaloid handelt, dessen Wirkung auf das Herz ähnlich derjenigen von Digitalis und Strophantus ist. Es liegt hier zweifellos ein Alkaloid vor, das Strychnin und Brucin nicht sein kann. Trotzdem muss ich, obschon eine gewisse Ähnlichkeit in der Wirkung mit meinem Alkaloid nicht abzuleugnen ist, Bedenken tragen, es mit meinem Alkaloid zu identifizieren, da ja nicht anzunehmen ist, dass beiden Untersuchern das Antiarin, das zweifellos vorhanden sein musste, entgangen ist.

Endlich sei daran erinnert, dass, wie im geschichtlichen Teil schon angedeutet, Wefers-Bettink [5] im Jahre 1889 aus dem Milchsafte von Antiaris toxicaria drei verschiedene, physiologisch verschieden wirkende Körper isoliert hat, nämlich: Antiarin, Öpain und Toxicarin. Leider ist in dem mir vorliegenden Referat nichts Näheres über die physiologischen Eigenschaften dieser Bestandteile mitgeteilt. Spätere Autoren scheinen diese Arbeit nicht berücksichtigt zu haben.

Ich bin daher nicht in der Lage, diese Arbeit zum Vergleiche mit dem von mir gefundenen Alkaloid heranzuziehen.

Trotzdem vermute ich, dass Wefers-Bettinks Öpain vielleicht identisch ist mit dem von mir beobachteten Alkaloid, das offenbar eine hervorragende Rolle bei der Giftwirkung des Ipoh spielt und dem ich daher den Namen «*Ipohin*» geben will.

Die Entscheidung darüber, ob diese beiden Körper wirklich identisch sind, kann nur eine neue Untersuchung von zweifellos echtem Antiarismilchsafte geben, die ich in Bälde vorzunehmen hoffe.

Nach Abschluss dieser Untersuchungen war jedoch die Aufgabe, die ich mir gestellt hatte, noch nicht vollständig gelöst. Es blieb noch übrig, sämtliche Gifte auf Arsen und Antimon zu untersuchen, da, wie ich früher zeigte, wir in der Litteratur auf Angaben stossen, wonach diese mineralischen Gifte da und dort den Pfeilgiften zugesetzt werden sollen und zwar Arsen als Realgar, Antimon als Schwefelantimon. Zu diesem Zwecke benützte ich die von den Analysen aufbewahrten Rückstände, denn in diesen mussten etwa vorhandene Mineralgifte zurückgeblieben sein.

Diese Frage konnte aber vielleicht mit einem einzigen Vorversuche im Marsh'schen Apparat entschieden werden, indem ich von sämtlichen Rückständen 1—2 gr zusammenmischte, die organische Substanz mittels $KClO_3 + HCl$ zerstörte und nach geeigneter Vorbereitung im Marsh'schen Apparat untersuchte. Es wurde keinerlei Spiegel erhalten; ebenso fielen Versuche, die ich mit der HCl-Lösung nach der Zerstörung der organischen Subztanz mit H_2S machte, erfolglos aus. Arsen und Antimon fehlten also in sämtlichen Proben.

Somit war der chemische Teil meiner Untersuchung abgeschlossen.

Die vorliegenden 25 Gifte sind also als reine Pflanzengifte anzusprechen.

Zum Schlusse unterwarf ich die noch bleibenden Rückstände einer weitern Untersuchung unter Zuhilfenahme des Mikroskopes.

Es geschah dies, um zu erfahren, ob die mikroskopische Untersuchung etwa Aufschluss geben könnte über diesen oder jenen Pflanzenzusatz durch besonders charakteristische Merkmale, wie Pflanzenhaare, Steinzellen, Krystalle etc.

Ich gebe die Ergebnisse dieser mikroskopischen Untersuchungen (obgleich sie zur Kenntnis der Pfeilgifte nichts wesentlich Neues bringen) in der nun folgenden Tabelle über die Zusammenstellung der Resultate, indem ich zugleich von der Erlaubnis des Herrn Professor Hartwich Gebrauch mache, auch seine Resultate in dieser Tabelle aufzunehmen.

Tabelle II.

Zusammenstellung der Resultate der chemischen und mikroskopischen Untersuchung der Pfeilgifte. *

+ = Anwesenheit, — = Abwesenheit der entspr. Körper. (+) = nur spurenweises Auftreten.

No.	Antiarin	Fluavil und Alban	Derrid.	Strychnin	Brucin	Ipohin	Arsen und Antimon	Mikroskopischer Befund
1	+	+	+	+	+			
2	+	+	—	—	—			
3	+	+	—	(+)	—			
4	+	+	—	+	—			
5	+	+	—	+	(+)			
6	+	+	—	+	—			
7	—	—	—	+	—	—	—	Steinzellen; prismatische u. oktaedrische Krystalle. Erstere in HCl und Essigsäure ohne CO_2-Entwicklung lösl. Konc. H_2SO_4 löst beide Arten. Letztere in HCl leicht löslich, unlösl. in Essigsäure (Oxalat). Nach einiger Zeit krystallisiert $CaSO_4$ aus.
8	+	+	—	—	—	+	—	braune schollige Massen, keine Krystalle.
9	—	—	—	+	—	—	—	Steinzellen; 6seitige tafelförmige Oxalatkrystalle.
10	+	+	—	—	—	+	—	wie No. 8.
11	+	+	—	—	—	+	—	wie No. 8.
12	+	+	—	—	—	+	—	braune schollige Massen; wenig Oxalatkrystalle.
13	+	+	—	—	—	+	—	braune Grundmasse, in der man Krystalle, Gefässe u. einzellige, dickwandige Pflanzenhaare unterscheiden konnte.
14	(+)	(+)	(+)	—	—	—	—	keine Krystalle, sonst wie 12.
15	+	+	+	+	+	(+)	—	wie No. 13.
16	+	+	—	+	+	(+)	—	wie No. 8.
17	+	+	—	+	+	+	—	wie No. 12; Krystalle häufiger.
18	+	+	—	—	—	+	—	Oxalatkrystalle und Guttaperchakügelchen, in Äther-Chloroform löslich.
19	+	+	—	—	—	+	—	wie No. 18.
20	+	(+)	—	—	—	+	—	wie No. 8.
21	+	(+)	—	—	—	(+)	—	wie No. 8.
22	+	(+)	—	—	—	(+)	—	wie No. 8.
23	+	(+)	—	—	—	+	—	wie No. 8.
24	(+)	—	—	—	—	—	—	hinterliess nur unmerklichen Rückstand.
25	+	+	—	+	—	+	—	wie bei No. 18; ausserdem Steinzellen u. Palissadenzellen (Samen einer Leguminose?).

* Bei No. 1 bis No. 7 ist das Ipohin nicht berücksichtigt, da dasselbe zur Zeit (1898), da diese Untersuchungen von Hartwich gemacht worden sind, noch nicht bekannt gewesen ist; ebenso wurde nicht auf Arsen und Antimon geprüft.

Aus dieser Zusammenstellung ergiebt sich folgendes:

In den 25 untersuchten Pfeilgiften wurde

Derrid	2 mal	= 8,0 %	
Brucin	5 »	= 20,0 %	
Strychnin	11 »	= 44,0 %	auf Ipohin wurden nur 19 Giftproben untersucht, wo es in 12 Fällen mit Sicherheit gefunden wurde.
Ipohin	12 »	= 63,15 %	
Antiarin	21 »	= 84,0 %	

mit Sicherheit gefunden.

Dazu ist zu bemerken, dass das seltene Auftreten von Derrid nicht verwunderlich ist, da die Wurzel von Derris elliptica Benth., wie aus der Litteratur hervorgeht, nur da und dort zu Ipoh verwendet wird.

Ferner sehen wir, dass das Brucin nie allein, sondern immer neben Strychnin, dieses aber in 5 von 10 Fällen ohne Brucin und zweimal ganz allein gefunden wurde.

Dabei sind drei Möglichkeiten denkbar:

Die dazu verwendeten Strychnos-Rinden enthalten 1. nur Strychnin, oder 2. Strychnin und Brucin, oder 3. nur Brucin. Rinden letzterer Art werden aber zugleich mit solchen angewendet, die der ersten oder zweiten Kategorie angehören. Dies muss z. B. für Strychnos lanceolaris angenommen werden, die nur Brucin enthält und von der mit Bestimmtheit behauptet wird, dass sie als «blay-hitam» einen wesentlichen Bestandteil unter den Ipoh-Ingredenzien bilde (siehe Pflanzenverzeichnis und Tabelle des Anhanges).

Ipohin konnte in 12 von 19 Fällen mit Bestimmtheit und dreimal nur unsicher konstatiert werden. No. 1—6 sind nicht auf Ipohin geprüft worden. Wir haben somit 21 Mal Upas Antiar und 2 Mal Upas Tieuté in Händen gehabt. No. 14 und No. 24 gaben unsichere Resultate: Ersteres Gift scheint verdorben zu sein; letzterer Versuch scheiterte wohl an der zu geringen Menge (Bruchteile eines Decigrammes). Was die mikroskopische Untersuchung anlangt, so können wir daraus sichere Schlüsse nicht ziehen. Zahlreiches Auftreten von Guttaperchakugeln liess zuweilen einen Zusatz davon vermuten, indessen enthält der Antiaris-Milchsaft reichlich solche Kugeln.

Das Vorhandensein von Krystallen war zu erwarten, wenn man bedenkt, dass Calciumoxalat so ungemein häufig vorkommt. Steinzellen, Pflanzenfasern und Pflanzenhaare, sowie Gefässe gelangen bei der primitiven Herstellungsweise der Pfeilgifte natürlich sehr leicht mit in den roh filtrierten Saft.

IX. Beschreibung der in Tabelle II aufgeführten Bambusbüchsen, Spatel, Giftpfeile und losen Giftproben,

mit Angabe ihrer Abstammung.

Die mit † versehenen Gifte wurden von Professor Rud. Martin von der Malayischen Halbinsel mitgebracht und von Professor C. Hartwich 1898 untersucht.

I. Bambusbüchsen.

1. † Kleine Bambusbüchse mit einem Rest Pfeilgift; vom Ingra River in Süd-Selangor. (Sammlung R. Martin.)

9. Kleines Rohrdöschen aus dem Museum Leiden 901/9, ohne Spitze, von Südostborneo. Länge = 3 cm; Breite = 1 cm. Beidseitig durch einen Pfropfen verschlossen. Wenig Inhalt (siehe Taf. III, Abbild. No. 4).

15. Hellbraune kleine Bambusbüchse mit Spitze, einem Köcher aus der Sammlung des Herrn G. Schneider entnommen; von der malayischen Halbinsel. Wenig Inhalt. Gift braun, bröckelig. Die Büchse wenig verziert (siehe Taf. III, Abbild. No. 3).

    Länge mit Spitze = 8,4 cm, Spitze = 2,0 cm, Breite = 2,5 cm.

16. Braune Bambusbüchse mit Spitze ohne Verzierung aus der Sammlung der «Geographisch-ethnographischen Gesellschaft in Zürich» von den Bergen von Tapah im südlichen Selangor (Malayische Halbinsel). Wenig Inhalt, wie bei 15.

    Länge mit Spitze = 20,2 cm, Spitze = 3,4 cm, Breite = 2,2 cm.

17. Bambusbüchse mit Spitze (siehe Taf. III, Abbild. No. 2). Provenienz und Inhalt wie 16.

    Mit hübschen Ornamenten verziert; schmutzig braun, stellenweise angebrannt. Fest verschlossen. Wenig Inhalt.

    Länge mit Spitze = 17,8 cm, Spitze = 3,5 cm, Dicke = 3,0 cm.

18. Bambusbüchse mit Spitze ohne Verzierung, Provenienz wie 16. Grüner Bambus, fast leer, innen schimmelig. Ohne Verzierung.

Länge mit Spitze = 27,0 cm, Spitze = 5,0 cm, Breite = 2,4 cm.

19. Grünliche Bambusbüchse mit Spitze wie 13 ohne Verzierungen (siehe Taf. III, Abbild. No. 1). Provenienz wie 16.

Länge mit Spitze = 25,0 cm, Spitze = 5,5 cm, Dicke = 2,2 cm.

II. Spatel.

2. † Holzspatel mit Gift bestrichen aus einer Ansiedelung in den Bergen von Tapah in Perak. (Sammlung R. Martin.)

10. Spatel aus dem «Museum für Völkerkunde» in Berlin der Orang Sinoi auf der Malayischen Halbinsel.

Dick mit Gift bestrichen. Schokoladebraun. Lässt sich mit dem Messer als eine zähe Masse herunterschneiden (siehe Taf. II, Abbild. No. 2).

Länge = 40 cm, Breite = 9,5 cm, Dicke = 1,0 cm.

11. Spatel aus der Sammlung der «Geographisch-ethnographischen Gesellschaft in Zürich» gleicher Provenienz wie Bambusbüchse No. 10.

Dick bestrichen. Rissig, oberflächlich schimmelig. Konsistenz spröde, bröckelig; Farbe des zerriebenen Giftes schwarz (siehe Taf. II, Abbild. No. 2).

Länge = 31 cm, Breite unten = 5,5 cm, Breite oben = 6,0 cm, Dicke = 0,5 cm.

*12. Spatel aus der Privatsammlung des Herrn Professor Rud. Martin von den Orang Sakai in Perak.

In ein Palmblatt verpackt; dünn bestrichen mit einem Gift gleicher Konsistenz und Farbe wie 11 (siehe Taf. II, Abbild. No. 4).

Länge = 40,0 cm, Breite = 6,7 cm, Dicke = 0,5.

13. Spatel aus Süd-Selangor wie 16., vorn abgerundet, scharfkantig, dünn bestrichen mit sprödem, rissigem, schwarzem Gifte (siehe Taf. II, Abbild. No. 1).

Länge = 31 cm, Breite = 7,3 cm, Dicke = 0,4 cm.

III. Blasrohrpfeile.

3. † Pfeil von Tapah (Perak).		Aus der Sammlung R. Martin.
4. † » » Tras (Pahang).		
5. † » » den Bessisi im südlichen Selangor.		

14. Pfeile aus der Sammlung des Herrn G. Schneider in Basel, der dieselben am 3. Oktober 1897 in Durian Kinayang (N. O. Sumatra), einem Dorfe der Karo-battas eingetauscht hat. Einfach, spindelförmig ohne aufgesetzte Spitze und ohne Verdichtungspfropf. Spitze 3 cm lang mit Gift bestrichen.

Länge = 22 cm, Dicke = 0,3 cm, Gewicht = 0,79 gr.

20 u. 21. Spindelförmige Pfeile ohne aufgesetzte Spitze von Celebes, (wahrscheinlich von den Toradjas), aus der Privatsammlung der Herren Dr. F. und P. Sarasin in Basel. Zeigten nach dem Entgiften mehrere cm hinter der Spitze spiralförmige Einschnitte. (No. 20 siehe Taf. I, Abbild. No. 4, 5, 6.)

No. 20:	Länge = 31,5 cm,		No. 21:	Länge = 27,8 cm,
	Dicke = 0,5 »			Dicke = 0,4 »
	Gewicht = 4,3 gr.			Gewicht = 1,55 gr.

22. u. 23. Pfeile aus der Privatsammlung der Herren Dr. F. und P. Sarasin in Basel, von Celebes stammend. Mit aufgesetzten doppelt eingekerbten Spitzen aus Bambus. Dieselben sind in den gespaltenen Schaft gesteckt, mit Harz verklebt und mittelst Bast am Grunde umwickelt. Eine dicke braune, rissige Giftschicht reicht von der Spitze bis weit über die Verbindungsstelle mit dem Schaft (siehe Taf. I, Abbild. No. 8, 9, 11 und 13).

No. 22:	Länge = 29,0 cm,		No. 23:	Länge = 31,0 cm,
	Breite = 0,3 »			Breite = 0,4 »
	Gewicht = 2,65 gr.			Gewicht = 3,6 gr.

24. Zwei Pfeile aus der gleichen Sammlung und Provenienz, wie 22 und 23. Gespaltene Spitzen. (Eine abgebrochene Spitze ist abgebildet auf Taf. I, Abbild. No. 7.)

Länge = 45,0 cm, Breite = 0,4 cm, Gewicht = 2,6 gr.

25. Pfeile aus einem Köcher des Museums für Völkerkunde in Basel; dieselben stammen von Westborneo. Spindelförmig, aufgesetzte Spitze, ohne Pfropfen. Spitze 2,5—3 cm vergiftet (siehe Taf. I, Abbild. No. 10).

Länge = 27,5 cm, Dicke = 0,25 cm, Gewicht = 0,95 gr.

IV. Lose Giftproben.

6. † Pfeilgift im Palmblatt (Borneo) aus der Pharm. Sammlung Zürich. Schwarzbrauner Inhalt von erdiger Konsistenz mit wenig ganz kleinen Krystallen (siehe Taf. II, Abbild. No. 5).*

* Vergl. Seite 35 unter «Legen».

7. Pfeilgift von Tumbang hiang (Borneo) am Mittellauf des Kapuas; Volksstamm der Olohngadju, sowie der Danom am Oberlauf desselben Flusses (beide Stämme gehören zu den Dajaks). Scheint nach den Angaben von Herrn Grabowski, früher Museumsinspektor in Braunschweig, der das Muster aus Borneo mitgebracht hat, einer Bambusbüchse entnommen zu sein. Braune erdige Masse, lässt mit der Lupe kleine Krystalle erkennen.
8. Pfeilgift aus dem Museum in Leiden. 913/8 von der Landschaft Doesun (Borneo). Lose, grau-braune Stücke, die den Abdruck von Blattrippen zeigen.

* * *

Zum Schlusse fasse ich die Hauptresultate der vorstehenden Untersuchungen kurz zusammen.

1. *Die Verwendung von Ipoh, als dessen Grundlage fast stets Antiaris toxicaria Lesch. zu betrachten ist, ist mit einer Ausnahme (Mentawai-Inseln) an den Gebrauch des Blasrohrs gebunden.*
2. *Zur Herstellung des Ipoh von Hinter-Indien und des Malayischen Archipels kommen wesentlich Antiaris toxicaria Lesch., Strychnos Tieuté Lesch., Strychnos lanceolaris Miq. und andere Species, und nur ganz vereinzelt Derris elliptica Benth. in Betracht.*
3. *Es gelingt mittelst einer einfachen Methode, die giftigen Prinzipien derselben, wie Antiarin, Ipohin, Strychnin, Brucin und Derrid aus den verschiedenen Pfeilgiften zu isolieren.*
4. *Der Antiarismilchsaft enthält als wirksames Prinzip neben dem Antiarin ein sehr energisch auf das Herz wirkendes Alkaloid, das Ipohin.*
5. *Im Antiarismilchsafte konnten Bestandteile nachgewiesen werden, die mit denjenigen der Guttapercha identisch zu sein scheinen.*
6. *Arsen und Antimon konnten in keinem Pfeilgifte nachgewiesen werden. Wir haben daher die untersuchten Ipoh als reine Pflanzengifte anzusehen.*

ANHANG.

Pharmakognostische Mitteilungen über einige zur Herstellung von Ipoh verwendete Pflanzen.

Pharmakognostische Mitteilungen über einige zur Herstellung von Ipoh verwendete Pflanzen.

Da in der Litteratur nur lückenhafte Angaben existieren über den Bau einiger zur Herstellung von Ipoh wichtiger Pflanzen und über den mikro-chemischen Nachweis der wirklichen Bestandteile derselben, so mögen folgende Mitteilungen als weitere Beiträge zur Kenntnis der Pfeilgifte dienen.

I. Antiaris toxicaria Lesch.

Es ist über den Bau der Rinde derselben, die ja für die Bereitung von Ipoh allein in Betracht kommt, nur eine Beschreibung von Al. Richter [72] (somit also an einem nicht sehr leicht zugänglichen Orte) bekannt geworden. Da sich unter den als von Antiaris abstammend bezeichneten Rinden, die ich von verschiedenen Museen erhalten habe, zweifellos diejenigen anderer Pflanzen befanden, so wird es nicht unwillkommen sein, wenn ich eine kurze Beschreibung einer solchen, als echt anzusprechenden Rinde, die mit derjenigen Richters übereinstimmt hier gebe.

Wohl das zuverlässigste Material fand ich im Herbarium des Eidgen. Polytechnikums in Zürich. Es befindet sich da ein Zweig, der von einem in Buitenzorg kultivierten Antiarisbaume stammt.

Die Achse zeigt folgenden anatomischen Bau:

Die Epidermis besteht aus flachen Zellen mit braunem Inhalt, die im Tangentialschnitt rechteckig oder polygonal sind. Sie trägt zahlreiche, einzellige, ziemlich lange Haare mit verdickten Wänden und erweiterter Basis.

Unter der Epidermis liegen in den jüngsten Stücken, die ich zur Untersuchung hatte, zwei Lagen stark verdickter Zellen, die A. Richter für sklerotische Korkzellen hält und von denen er annimmt, dass sie aus der Epidermis hervorgegangen sind. An meinen sehr stark vertrockneten Exemplaren konnte ich das Verhältnis zur Epidermis nicht deutlich konstatieren, will aber bemerken, dass die an die Epidermis unmittelbar angrenzende Schicht nicht aus lauter verdickten Zellen besteht, sondern dass in ihr auch dünnwandige Zellen wahrzunehmen sind mit braunem Inhalt, ähnlich den Epidermiszellen. Bei den übrigen Zellen ist nur ein punktförmiges Lumen geblieben, von dem Tüpfel ausstrahlen.

Daran schliesst sich das breite Parenchym der primären Rinde, in deren Mitte ein kontinuierlicher Collenchymring verläuft.

Nach innen schliessen sich an den Collenchymring der Rinde die primären Fasern, einen breiten lockern Ring bildend. Die einzelnen Fasern lassen eine deutliche Schichtung erkennen. Sie sind im Querschnitt etwas unregelmässig, ungefähr wie die Fasern des botanisch verwandten Hanfs. Bis auf ihre primäre Membran sind sie unverholzt, wie auch die gleich zu erwähnenden sekundären Fasern.

Die sekundäre Rinde ist noch wenig ausgebildet, indessen treten doch schon Fasern auf, die, wie gesagt, denen der primären Rinde durchaus ähnlich sind.

In der ganzen Rinde kommen ungegliederte Milchröhren vor, sowie Oxalatdrusen; sehr selten auch Einzelkrystalle, die im Längsschnitt axialgestreckte Gruppen bilden. Markstrahlen sind in der durch das Eintrocknen stark gepressten Rinde nicht deutlich erkennbar.

Im Holz werden sie zwei Zellreihen breit. Ihre Zellen sind radialgestreckt, zuweilen getüpfelt.

Die Holzstrahlen bestehen vorwiegend aus schwachverdickten Libriformfasern. Parenchym tritt in der Menge zurück; es findet sich nur um die einzelstehenden, selten zu kleinen Gruppen vereinigten weiten Gefässe. Diese sind mit Holztüpfeln versehen und ihre Querwände einfach durchlöchert. Das Mark besteht aus getüpfeltem Parenchym, in dem reichlich Zellen mit braunem gerbstoffhaltigem Inhalt auffallen.

Ausserdem enthält das Mark Milchröhren und (nach Richter) Oxalatdrusen, die aber in meinem Muster fehlen.

II. Derris elliptica Benth.

Diese als Fischgift (tuba) in Indien sehr geschätzte Papilionacee, spielt auch eine gewisse Rolle, wie wir gesehen haben, bei der Bereitung von Ipoh. Ihre erste Beschreibung giebt Rumphius im IV. Band seines Herb. Amb. unter dem Namen «Tuba Radicum». Chemisch ist die Pflanze untersucht worden von Greshoff [31], derselbe isolierte aus ihr ein giftiges Prinzip, das er *Derrid* nannte; sowie von Sillevoldt [86]. Botanisch-anatomisch ist die Tubawurzel meines Wissens noch nicht beschrieben worden. Der mikroskopische Querschnitt zeigt folgendes Bild:

Zuäusserst erkennt man eine Korkschicht, deren Zellen meist mit einem braunen Farbstoff erfüllt sind. Dicht unter dem Kork in der primären Rinde liegt ein schmaler sklerotischer Ring, der ausschliesslich aus mässig verdickten Steinzellen besteht. Unmittelbar diesem angelagert erscheinen kleine Bündel von primären Fasern, die sich aber an der Bildung des Ringes nicht beteiligen.

Die sekundäre Rinde zeigt ziemlich regelmässige Anordnung in den Baststrahlen: tangentiale Gruppen stark verdickter Steinzellen und dünnwandiger Weichbast mit Siebröhren wechseln ab.

Im Holz befinden sich grosse Gefässe, die meist einzeln, selten zu zweien stehen und reichliches Parenchym, abwechselnd mit stark verdickten Libriformfasern, die den Bastfasern der Rinde völlig gleich gestaltet sind.

Im Parenchym der Rinde finden sich, sowie auch in den Markstrahlen, zahlreiche mit braunem Inhalt gefüllte Zellen, sehr selten Einzelkrystalle von Calciumoxalat.

Die Markstrahlen, deren Zellen radial gestreckt und getüpfelt sind, erreichen ausnahmsweise eine Breite von acht Zellen. In der Rinde verbreitern sie sich erheblich nach aussen, so dass die Baststrahlen zwischen ihnen spitz zugekeilt erscheinen.

Die Prüfung des Querschnittes mit konzentrierter Salpetersäure zeigt, dass das Derrid seinen Sitz hauptsächlich in der Umgebung des sklerotischen Ringes und in den Markstrahlen hat. Die orangerote Färbung tritt im Holz viel schwächer auf.

Die Reaktion mit eisenhaltiger Schwefelsäure giebt kein befriedigendes Resultat, da die sofort eintretende Braunfärbung des ganzen Gewebes jede Erkennung über den Sitz des Derrids verhindert. In der Umgebung des Präparates bemerkt man freilich später eine Rotfärbung; man vermag aber nicht mehr anzugeben, aus welchen Gewebsteilen dieselbe stammt.

III. Über die Bestandteile einiger ost-asiatischer Strychnos-Arten.

Wie aus den Angaben der Litteratur, sowie aus meinen analytischen Untersuchungen der Pfeilgifte hervorgeht, werden nicht selten Strychnos-Arten bei der Bereitung von Ipoh verwendet.

In erster Linie kommt dabei *Strychnos Tieuté Lesch.* wegen ihres hohen Strychningehaltes in Betracht, über deren Verwendung zu Ipoh kein Zweifel besteht; giebt sie doch dem *Upas Tieuté* seinen Namen. Ich mache zunächst einige Angaben über diese Species.

Strychnos Tieuté Lesch.

Wie schon öfters erwähnt, hat Leschenault diese Pflanze, die er auf Java im Jahre 1805 als einen Bestandteil des Ipoh kennen lernte, zuerst beschrieben. Das von ihm nach Europa gesandte Material wurde von Pelletier und Caventou, den Entdeckern des Strychnins und des Brucins, untersucht und diese beiden Chemiker fanden in der Rinde nur Strychnin.

Eine anatomische Untersuchung des Baues der Rinde veröffentlichte Peter Itschert [44]. Auch er konstatierte mikrochemisch nur *Strychnin* und zwar nur im Kork, was ziemlich auffallend erscheint, da er ein in Alkohol mehrere Jahre lang konserviertes Material untersuchte, wonach man annehmen sollte, dass der Alkohol das Strychnin gelöst und in andere Gewebsteile verbreitet hat.

In nachfolgender Tabelle *über die chemischen Bestandteile einiger Strychnos-Arten aus Indien* sind die Resultate der Untersuchung von fünf verschiedenen, als Strychnos Tieuté bezeichneten Mustern aufgeführt, welche wenig mit einander übereinstimmen.

Um zu entscheiden, welche von diesen wirklich von Strychnos Tieuté Lesch. abstammen, müssen wir die von Pelletier und Caventou aufgestellte Thatsache zu Grunde legen, dass in ihrem authentischen Material nur Strychnin vorhanden war. Danach können nur No. 1 aus Bern und No. 2 aus Haarlem als echte Strychnos Tieuté-Rinden betrachtet werden. Wie ich besonders betonen will, kann ferner danach die im botanischen Garten in Singapore kultivierte Pflanze, von der ich wahrscheinlich zweimal Material untersuchte, das ich durch Professor C. Schröter und Professor R. Martin erhalten habe, nicht Strychnos Tieuté sein. Es müssen daher auch die Untersuchungen von Moens [22] (siehe Tabelle) 1866, der neben Strychnin auch Brucin nachwies, mit Material ausgeführt sein, das nicht von Strychnos Tieuté Lesch. stammt; wogegen Boorsma [8] 1899 in der Pflanze nur Srychnin und kein Brucin gefunden hat. Meine Bemühungen, an dem mir zu Gebote stehenden Material durch mikroskopische Untersuchungen Unterschiede zwischen den einzelnen Mustern aufzufinden, haben nach einer Richtung Erfolg gehabt; nach einer andern, auf die ich grosse Hoffnung setzte, haben sie aber vollständig versagt.

Was zunächst die letztere anbetrifft, so giebt Solereder [67] S. 616 eine Übersicht über eine grosse Anzahl von Strychnos-Arten nach dem Bau der Rinde, indem er dabei wichtige Abteilungen danach unterscheidet, je nachdem der sklerotische Ring innerhalb oder ausserhalb der primären Bastfasern entsteht.

Leider hat mich dieses Merkmal hier und bei nachher zu besprechenden anderen Arten völlig im Stiche gelassen, da, wie übrigens schon von Hartwich [34] (S. 73) gezeigt wurde, die primären Fasern so stark zusammengepresst werden, dass sie nicht mehr aufzufinden sind.

Ein besseres Resultat lieferte die Untersuchung von Samen, die ich aus Haarlem und Singapore erhielt. Die Untersuchung zeigte, dass es sich um zwei völlig verschiedene Arten handelt. Ich gebe die Unterschiede ganz kurz.

Bei den Samen von Singapore misst der Embryo durchschnittlich 1,3 cm, wovon 0,6 auf die Cotyledonen und 0,7 auf die Radicula fallen. Der Embryo des Samens aus Haarlem misst dagegen durchschnittlich nur 0,8 cm, wovon die eine Hälfte auf die Radicula, die andere Hälfte auf die Cotyledonen kommt.

Ferner sind die Epidermiszellen des Samens aus Haarlem im Umriss rundlich polyedrisch und nur zuweilen wenig gebuchtet; wogegen diejenigen des Samens aus Singapore ausserordentlich tiefgebuchtete Wände zeigen und darin an die Epidermiszellen vieler Blätter erinnern.

Bei der Besprechung der Bestandteile der untersuchten Giftproben wurde schon erwähnt, dass dabei offenbar ausser Strychnos Tieuté Lesch. noch andere Species verwendet zu werden scheinen, wie aus der Verschiedenartigkeit ihrer alkaloidischen Bestandteile ohne weiteres hervorgeht. Von einer dieser Arten wissen wir bereits, dass sie bei der Herstellung von Ipoh Anwendung findet, nämlich von *Strychnos lanceolaris* (mit dem einheimischen Namen «blay-hitam»), die von Santesson [78] untersucht wurde.

Zur Entscheidung der Frage, welche anderen Strychnos-Arten etwa in Betracht kommen können, steht uns die von Flückiger [22] gemachte Zusammenstellung über die Bestandteile der Strychnos-Arten zur Verfügung. Ich habe mich bemüht, diese Angaben, soweit dies die asiatischen Arten betrifft, durch eigene Untersuchungen und Angaben aus der neueren Litteratur zu vervollständigen, so dass diese neue Tabelle alle Angaben, die wir bis jetzt hierüber kennen, resümiert. Ich habe bei meinen Untersuchungen zweierlei Verfahren angewendet, nämlich:

1. das rein *makrochemische* Verfahren im Laboratorium, das, wo immer möglich, quantitativ ausgeführt wurde und
2. das Verfahren unter dem *Mikroskop*, das uns erlaubt, den Sitz der Alkaloide, resp. ihre Verteilung auf Rinde und Holz, mit Hilfe von Farbreaktionen zu ermitteln.

Die Ausführung des makrochemischen Verfahrens ist diejenige, die bei der Untersuchung von Strychnos-Samen durch C. C. Keller [47] angewendet wurde, und die eine Trennung von Strychnin und Brucin erlaubt. Die Alkaloide sind stets gewichts-analytisch bestimmt worden. In zweifelhaften Fällen, wo z. B. Brucin durch die gleichzeitige grüne Färbung von Strychnochromin, von dem sogleich die Rede sein wird, verdeckt wird, kann die Reaktion dadurch verschärft werden, dass die Gesamtmenge des Alkaloidgemisches mit 2 cm^3 Wasser übergossen wird; nach dem Zufügen von 5 Tropfen konzentrierter Salpetersäure tritt an den konzentrierteren Teilen zuerst Grünfärbung von Strychnochromin ein, die aber nach dem Umrühren wieder verschwindet. Nun wird die Flüssigkeit in einen kleinen Reagiercylinder gegeben, mit konzentrierter Schwefelsäure unterschichtet und der Dampfwärme ausgesetzt, wodurch bei nur geringen Spuren von Brucin an der Berührungsfläche der Flüssigkeiten ein deutlicher roter Ring entsteht.

Da mir nicht in allen Fällen genügend Material zur Verfügung stand, um beide Alkaloide zu trennen, musste ich mich mehrfach auf die Angabe des Gehaltes an Gesamtalkaloid beschränken. In einigen Fällen musste überhaupt auf quantitative Untersuchung Verzicht geleistet werden. Indessen sind meine Resultate, was das Vorkommen der beiden Alkaloide in Rinde und Holz überhaupt betrifft, unter allen Umständen zuverlässig und die Beantwortung dieser Frage war ja die zunächstliegende.

Die mikrochemische Methode ist einfach und verhältnismässig leicht ausführbar. Sie beruht auf der Anwendung von Identitätsreaktionen der beiden Alkaloide, die an mikroskopischen Schnitten während der Beobachtung unter dem Mikroskop ausgeführt werden. Als sehr gute Reaktion auf Strychnin wurde diejenige mit Vanadinschwefelsäure angewendet. Ihre Blaufärbung ist der Violettfärbung mit Kaliumdichromat und Schwefelsäure vorzuziehen, da letztere leicht, namentlich durch die braune Farbe von verbrannter Substanz, beeinträchtigt wird, was bei der intensiv kornblumenblauen Farbe der Vanadinschwefelsäurereaktion nicht in demselben Masse der Fall ist. Die Brucinreaktion mittelst konzentrierter Salpetersäure eignet sich sehr gut zu diesem Zweck, indem sie gar keinen Zweifel entstehen lässt. Dabei tritt aber in gewissen Fällen eine interessante Nebenerscheinung auf, nämlich eine intensive smaragdgrüne Färbung des Korkes gewisser Rinden.

Diese bisher mikroskopisch scheinbar noch nie an Strychnosrinden gemachte Beobachtung erinnerte mich an eine Mitteilung von Pelletier und Caventou über einen Körper, den diese Forscher *Strychnochromin* (siehe auch Elfstrand [22], S. 53) nennen, und den sie in einem von Leschenault mitgebrachten Upas Ticuté unter ähnlichen Bedingungen fanden, nämlich beim Prüfen eines Alkaloidgemisches auf Brucin mittelst Salpetersäure, das sie aus diesem Pfeilgift isoliert hatten. Ich will hier bemerken, dass mir bei den Untersuchungen meiner Giftproben nirgends, auch da, wo beide Alkaloide zugegen waren, eine solche Grünfärbung mit Salpetersäure aufgestossen ist. Leider geben Pelletier und Caventou keine weiteren Eigenschaften des Strychnochromins an. Meine Versuche, dasselbe zu isolieren, sind an der geringen Menge des vorhandenen Materials gescheitert.

Was nun die allgemeine Lokalisation der Strychnosalkaloide und des Strychnochromins in Strychnosrinden anbetrifft, so hat sich folgendes herausgestellt:

1. Strychnin.

Das Vorkommen des Strychnins ist fast ausschliesslich auf den Kork beschränkt, während es in der übrigen Rinde stets und im Holz fast immer fehlt.

Junge Achsen, die noch mit der Epidermis bedeckt sind und noch keinen Kork besitzen, enthalten *kein Strychnin,* wennschon Brucin vorhanden ist.

Einjährige Achsen mit 1—2 Zellreihen Kork lassen ebenfalls noch kein Strychnin erkennen.

Ältere Achsenteile mit 10—12 Zellreihen Kork geben mit Vanadinschwefelsäure eine grünliche Zone im Kork, die als Strychninzone angesprochen werden kann, indem die gelbe Farbe der Vanadinschwefelsäure mit der blauen Farbe, die sie mit spurenweise vorhandenem Strychnin giebt, eine grüne Mischfarbe erzeugt. Strychnochromin, das mit konzentrierter Schwefelsäure, wie ich gleich zeigen werde, ebenfalls grün reagiert, war im gegebenen Fall ausgeschlossen, da die Grünfärbung mit konzentrierter Salpetersäure ausblieb.

2. Brucin.

Dasselbe kommt, abgesehen vom Kork, im ganzen Querschnitt vor und zwar am reichhaltigsten in der sekundären, am wenigsten in der primären Rinde; das Holz hält ungefähr die Mitte. Die einzelnen Elemente, in denen das Brucin sich findet, lassen sich mit Salpetersäure nicht genau unterscheiden, da die rotgelbe Lösung sofort über den ganzen Querschnitt sich ausbreitet.

3. Strychnochromin.

Dasselbe kommt ausschliesslich im Kork vor. Konzentrierte Schwefelsäure bewirkt Grünfärbung, ebenso konzentrierte Salpetersäure. Von besonderem Interesse war, weiter zu erfahren, ob und in welcher Beziehung dasselbe zu den Alkaloiden, speciell dem Strychnin, stehe.

Aus beifolgender Tabelle ist ersichtlich, dass folgende drei Fälle diese Frage beantworten:

1. Strychnochromin kommt neben Strychnin vor (z. B. in der Rinde von Strychnos Tieuté).
2. Strychnochromin fehlt bei Gegenwart von Strychnin (z. B. in der Rinde von Strychnos lanceolaris).
3. Strychnochromin kommt in grossen Mengen in vollständig alkaloidfreien Rinden vor (z. B. Strychnos laurina und Strychnos monosperma).

Daraus geht hervor, dass dieser interessante Körper gar nicht an die Gegenwart der Alkaloide gebunden zu sein scheint.

In Bezug auf das Vorkommen von Strychnin im Kork und von Alkaloiden im Kork überhaupt sei hier bemerkt, dass dasselbe bisher nicht häufig beobochtet wurde. Boehm [7] hat bei der Untersuchung der Rinden südamerikanischer Strychnosarten, die zur Herstellung von Curare dienen, Alkaloid im Kork gefunden. Ebenso zeigte Gamper [27] das Vorkommen von Alkaloid im Kork der Rinde von Esenbeckia, einer falschen Angosturarinde.

Ich möchte bei dieser Gelegenheit mit aller Reserve eine Hypothese mitteilen.

Man ist im allgemeinen der Ansicht, dass die Alkaloide beim Zerfall des Eiweiss-Moleküls entstehen und als Exkrete zu betrachten sind, die aus dem Stoffwechsel ausgeschieden werden, was freilich vielleicht nicht für alle Fälle zutrifft.

Bei der Gattung *Strychnos* findet sich das Brucin in den lebenden Teilen der Pflanze; das Strychnin ist dagegen, was die oben erwähnten Arten anbelangt, in der Rinde endgültig nur im Kork abgelagert, wo es vielleicht durch seine Bitterkeit und Giftigkeit der Pflanze gegen Tierfrass Schutz gewährt.

Wenn wir nun die empirischen Formeln der beiden Alkaloide vergleichen, so finden wir, dass das Brucin zwei Methoxylgruppen mehr besitzt, als das Strychnin; mit anderen Worten kann das Brucin als das um zwei Methoxylgruppen vermehrte Strychnin aufgefasst werden. Über die Konstitution der beiden Körper sind wir noch wenig aufgeklärt; wir wissen aber bereits, dass beide nach dem gleichen Schema aufgebaut sind. Man kann sich nun die Vorstellung machen, dass die Pflanze dem beim Zerfall des Eiweisses zuerst entstandenen Brucin zwei Methoxylgruppen entzieht, um sie vielleicht zum Aufbau anderer Stoffe zu verwenden, während der Rest als Strychnin im Kork abgelagert wird.

Diese Hypothese bezieht sich selbstverständlich nur auf das Vorkommen der Alkaloide in der Rinde. Nach Flückiger findet sich Strychnin auch im Holz von Strychnos nux vomica, was ich freilich an ganz authentischem Material nicht habe bestätigen können. Dagegen haben Hartwich und ich es zweifellos im Holz eines als Strychnos Tieuté bezeichneten Musters aufgefunden.

Ich lasse nun die Tabelle folgen (s. S. 96), die als Fortführung einer von Flückiger (Arch. d. Ph. 1892) gegebenen ähnlichen Zusammenstellung zu betrachten ist; will aber ausdrücklich bemerken, dass es mir nicht gelungen ist, alle in der Litteratur vorkommenden Pflanzennamen auf die Bezeichnungen des Index Kewensis zurückzuführen.

Es liegt dies daran, dass gegenwärtig so häufig die Autornamen weggelassen werden und dass bei mehrfach vergebenen Namen, wie z. B. bei Strychnos colubrina und Strychnos ligustrina, es einfach zuweilen unmöglich ist, festzustellen, welche Species unter einer Angabe der Litteratur gemeint ist.

Daher kommt es auch, das die Ergebnisse verschiedener Untersuchungen nicht immer übereinstimmen.

Um aber doch zu einer Übersicht zu gelangen, setze ich in die erste Kolonne den Namen des Index Kewensis und in die zweite den von den betreffenden Autoren angewendeten Namen.

Umstehende Tabelle, die alle Ergebnisse von Untersuchungen resümiert, die bisher an indischen Strychnos-Arten (wir kennen deren 26) gemacht worden sind, ist allerdings sehr lückenhaft. Sie gestattet uns nur den Schluss zu ziehen, welche der genannten Species bei der Bereitung von Ipoh sicher nicht in Betracht kommen können.

Von Strychnos Tieuté Lesch. und Strychnos lanceolaris Miq. wissen wir bestimmt, dass sie verwendet werden; über die Verwendung der übrigen können wir nichts Bestimmtes sagen.

Tabelle über die chem. Bestandteile einiger Strychnos-Arten aus Indien.

Anmerkung:
Die Zahlen bedeuten den Prozentgehalt.
\+ bedeutet Anwesenheit,
— Abwesenheit der entspr. Körper.

? bedeutet nicht untersucht.
\+ \+ (Klammer) Zahl = % Gehalt an Gesamtalkaloid.

Species-Namen nach dem Index Kewensis	Bezeichnung in der Litteratur	Strychnin	Brucin	Strychnochromin	Untersucht von:
1. **Strychnos angustifolia Benth.:**					
Samen		—	—	—	Flückiger.
2. **Strychnos colubrina L.** a. d. Ph. Sammlg. Zürich:					
a) *Rinde*		0,4	3,7	+	Geiger.
		4,1			
b) *Holz*		—	0,34	—	Geiger.
»		(+)	+	—	Berdenis von Berlekom, Dragendorff.
	Strychnos bicirrhosa Lesch.: *Wurzel* . .	—	—	?	Flückiger.
	Strychnos ligustrina Zippel .	—	+	?	Dragendorff.
3. **Strychnos Ignatii Berg.:**					
a) *Wurzelrinde* . .		+	+	+	Geiger.
		0,4			
b) *Rinde*		+	+	?	Flückiger.
		1,0			
c) *Holz*		+	+	—	Flückiger.
d) *Samen*		+	(+)	—	Flückiger.
»		+	+	—	Ransom (Ph. J. & Tr. 1894, S. 139).
		1,72-3,01			
e) *Blätter*		—	—	—	Flückiger.
4. fehlt im Ind. Kewensis.	**Strychnos javanica:** *Rinde* .	+	+	?	Dragendorff.
		2,7			
5. **Strychnos lanceolaris Miq.** von Prof. Boehm in Leipzig	**‚blay-hitam‘:**	—	+	?	C. & G. Santesson.
	Holz u. Rinde	—	+	+	Geiger.
6. **Strychnos laurina Wall.** aus dem botan. Garten i. Buitenzorg:					
a) *Rinde*		—	—	+	Geiger.
b) *Holz*		—	—	—	Geiger.
7. **Strychnos malaccensis Benth.:**					
Rinde		—	+	?	Dragendorff.
	Strychnos Gaultheriana Pierre = ‚hoang-nan‘* von Gehe & Co.: *Rinde* . .	+	+	+	Geiger.
	» . .	?	2,7	?	Larés Barait (J.-B. d. Ph. 1880, S. 77).
8. **Strychnos monosperma Miq.** botan. Garten Buitenzorg:					
a) *Rinde*		—	—	+	Geiger, Greshoff (1900)
b) *Holz*		—	—	—	—

Species-Namen nach dem Index Kewensis	Bezeichnung in der Litteratur	Strychnin	Brucin	Strychnochromin	Untersucht von:
9. **Strychnos nux vomica L.** Pharm. Sammlg. Zürich:					
a) *Wurzelrinde* . .		(+)	+	+	Geiger.
b) *Rinde*		1,5	3,0	—	C. C. Keller.
c) *Holz*		0,2285	0,077	—	Flückiger.
d) *Blätter*		—	0,354	—	Hooper (b. Flückiger).
»		—	—	—	Geiger.
e) *Samen*		+ (2,64-2,78)	+	—	C.C Keller: Die Alk. verteilen sich: Strychnin 47,16 %, Brucin 52,84 %.
»		+ (2,72-3,9)	+	—	Dunstan & Short (Arch. d. Ph. 1894, S. 120).
	Strychnos ligustrina Blume = ‚bidara-laut' * *Rinde* . .	—	1,0837	—	Greenish. (siehe Flückiger).
	2. Pharm. Sammlg. Zürich:				
	a) *Rinde* .	—	+		Geiger.
	b) *Holz* . .	—	2,26	—	Geiger.
	» . .	—	1,31	—	Gamper.
	3. Von Prof. Hartwich in Haarlem gekauft . . .	—	+	—	Geiger.
10. **Strychnos paniculata Champian.**					
Samen		—	—	—	Flückiger.
11. **Strychnos potatorum L.**					
Samen		—	—	—	Flückiger.
12. **Strychnos Rheedii Clarke**		(+)	+	?	Dragendorff.
13. **Strychnos Tieuté Lesch.:**					
1) Pharm. Sammlg. in Bern: *Rinde*		+	—	?	Hartwich.
2) Kolonial-Museum in Haarlem:					
a) *Rinde*		0,75	—	+	Geiger.
b) *Holz*		+	—	—	Hartwich.
c) *Samen*		+	—	—	Hartwich.
3) Pharm. Sammlg. i. Zürich: *Rinde*		+	(+)	—	Hartwich.
4) Bot. Garten i. Singapore d. Hrn. Prof. Schröter:					
a) *Rinde*		(+)	1,44	+	Geiger.
b) *Holz*		—	+	—	Geiger.
5) Gleiche Abstammung wie 4) d. Hrn. Prof. Martin:					
a) *Rinde*		(+)	+	+	Geiger.
b) *Holz*		(+)	+	—	Geiger.
c) *Samen*		+	+	—	Hartwich.
6) Unbekannter Abstamg.:					
a) *Wurzelrinde* . .		+	—	?	Husemann & Hilger. (Flückiger.)
b) *Samen*		1,469	(+)	—	Bernelot Moens. (Flückiger.)

* Unter ‚hoangnan' und ‚bidara-laut' sind verschiedene Species in den Handel gekommen.

LITTERATUR-VERZEICHNIS.

1 a. Baillon: Bulletin de la Societé Linnéenne de Paris 1878, 150.
1. Baralt Larés: «Du Hoang-nan et de son emploi contre le lèpre» Pariser-These. (Siehe auch: Jahresb. d. Pharm. 1880, 77 unter «Strychnos Gaultheriana»).
2. Barth, H.: «Studien über den mikrochemischen Nachweis von Alkaloiden in pharmaceutisch verwendeten Drogen.» Diss. Zürich 1898.
3. Beckurts, H.: «Über den Alkaloidgehalt der Rinde von Strychnos Nux vomica und den Samen von Strychnos potatorum L. fil.« (Arch. d. Pharm. 1892, 549).
4. Belcher: «Antiaris toxicaria» (Pharm. Journal and Transactions, VII., 485.)
5. Wefers-Bettink: «Antiaris toxicaria» (Jahresb. d. Pharm. 1889, 15).
6. Rochefontaine: «Das Pfeilgift der Mois» (Jahresb. d. Pharm. 1884. Original in: Compt. rend. de la soc. de biologie 1884, No. 10).
7. Bœhm: «Das südamerikanische Pfeilgift Curare» (Abhandlungen der mathem.-physischen Klasse der Königl. Sächsischen Gesellschaft der Wissenschaften, XXIV. Leipzig 1897).
8/9. Boorsma, W. G.: «Nadere Resultaten van het doorverrichte Onderzœcknaar de Plantenstoffen van Neederlandsch-Indie» (Mededeelingen uit S'lands Plantentuin, XVIII. 1896/97, XXXI. Batavia 1899.
10. — «Über Philippinische Pfeilgifte» (Bulletin No. VI de l'institut botanique de Buitenzorg 1900, 14).
11. Braidwood: «The arrow-poison of Borneo» (Edingb. Med. Journ. 1864, 12).
12. Brown, W. C.: «A Note on Rengas Poisioning» (Journal of the Straits Branch of the Royal Asiatic Society 1891, No. 24).
13. Codrington, R. H.: «On poisoned Arrows in Melanesia» (Journ. of the Anthropolog. Inst. XIX. 1890, 215).
14. Chun, Karl: «Aus den Tiefen des Weltmeeres» 1900, 343. Verlag von Gustav Fischer, Jena.
15. De Clercq, E. S. A.: «Die gegenwärtige Verbreitung des Blasrohres im malayischen Archipel» (International. Arch. f. Ethnographie. B. V. 1892, 54).
16. D'Albuquerque, Alfonso: «The Commentaries of the Great» transl. by de Gray Bisch. (London 1880. III., 85, 104, 108, 121, 127).
17. Dragendorff, G.: «Die Heilpflanzen der verschiedenen Völker und Zeiten.» 1898.
18. Dunstan & Short: «Chemistry, Botany and Pharmacy of Strychnos Nux Vomica» (Pharm. Journ. and Trans. 1884, 156. Siehe auch: Arch. d. Pharm. 1894, 120).
19. Dymock: «Pongamia glabra Vent.» (Pharm. Centralhalle für Deutschland 1889, 512).
20. Elfstrand, M.: «Über die Lokalisation der Alkaloide, vorzugsweise in der Familie der Loganiaceen» (Görbersdorfer Veröffentlichungen 1898. II., 1).
21. Filet, G. J.: «Planten-kundig Woordenbœk voor Neederlandsch-Indie.» 1888.
22. Flückiger, F. A.: «Über die Verbreitung der Alkaloide in den Strychnos-Arten» (Arch. d. Pharm. 1892, 343).

23. Foster, M.: «Some effects of Upas Antiar on the frogs heart» (Journ. of Anatomy and Physiologie 1876, 586).
24. Fox: «Blow-pipe, bow and several arrows from Costa-Rica» (Journ. of the Anthropological Institut 1875. IV., 363).
25. Fraser, Th.: «On the Kombé Arrow-Poison of Africa» (Journ. of Anatomy and Physiology 1870. VII., 139).
26. Frobenius, L.: «Die Kulturformen Ozeaniens» (Peterm. Mitt. 1900, 235).
27. Gamper, Max: «Beiträge zur Kenntnis der Angostura-Rinden.» Diss. Zürich 1900.
28. Gerock, J. E. und Skippari, F. J.: «Über den Sitz der Alkaloide in den Strychnos-Samen» (Arch. d. Pharm. 1892, 55).
29. Gorodezky, Sergius: «Über Antiaris» (Pharm. Zeitschr. f. Russland 1895, 248. Siehe auch: Jahresb. d. Pharm. 1895, 112).
30. Greshoff, M.: «Onderzoek naar de Plantenstoffen van Neederlandsch-Indie» (Mededeelingen uits' lands Plantentuin. VII. 1890, XIII. 1894, XXV. 1898).
31. — «Beschrijving der giftige en bedwelmende Planten bij de Vischvangst in Gebruik.» I. Teil (Mededeelingen uit's lands Plantentuin. X. 1893). II. Teil (gleiche Zeitschrift. XXIX. 1900).
32. - «Schetsen van nuttige Indische Planten.» 1894. (Antiaris XV, Derris XXV, Rhengas XLVIII.)
33. Hartmann, R.: «Madagaskar und die Inseln: Seychellen, Aldabra, Komoren und Maskarenen.» Leipzig 1886, 52.
34. Hartwich, C.: «Beitrag zur Kenntnis einiger Strychnos-Drogen» (Festschrift des Schweiz. Apothekervereins 1893, 71).
35. — «Die neuen Arzneidrogen aus dem Pflanzenreiche.» 1897.
36. — «Über einige Pfeilgifte von der Halbinsel Malakka» (Schweiz. Wochenschrift für Chemie und Pharmacie 1898, No. 37).
37. van Hasselt: «Pfeilgifte der Indianer» (Übersetzung aus dem Holländischen von Dr. J. B. Henkel, Neues Jahrb. f. Pharm. 1859. XII., 238).
38. Henkel: «Pfeilgifte aller Völker» (Neues Jahrb. f. Pharm. XII., 238).
39. Hitchcock, R.: «Arrow-poison» (Pharm. Journ. and Trans. [3]. XXIII. 1892, 264).
40. Hoffmann, J. W.: «Notes sur les flèches empoisonnées de l'Amérique du Nord» (Bulletin de la soc. D'Anthropologie de Paris 1883, 205).
41. Holmes, E.: «Über die Abstammung einiger Medizinaldrogen aus Straits Settlements» (Ph. Journ. and Trans. 1895, No. 1801, 1095).
42a. Hooker: «Flora of british India.»
42. Jagor, F.: Singapore-Malakka-Java, Reiseskizzen 1866, 107.
43. Index Kewensis Plantarum Phanerogamarum. 1893.
44. Itschert, Peter: «Beiträge zur anatomischen Kenntnis von Strychnos-Tieuté.» Diss. Erlangen 1894.
45. Kæmpfer, Engelbert: «Amœnitatum exoticarum politico-physico-medicarum fasciculi», Observatio X: «Gemina Indorum Andidota» 1712, 573.
46. Kehding, F.: «Über das Pfeilgift der Karo-Battas» mit Anmerk. von Prof. Baillon (Schriften d. Naturforschenden Ges. Danzig. IX. 2. 1897, 268).
47. Keller, C. C.: «Mitteilungen über die Wertbestimmung von Drogen und galenischen Präparaten» (Festschrift d. schweiz. Apothekervereins 1893, 95—118).
48. Kiliani: «Über den Milchsaft von Antiaris toxicaria» (Arch. d. Pharm. 1896, 438).
49. Kippenberger: «Das Ausschüttelungssystem der wässerigen Alkaloidsalzlösungen» (Zeitschrift für analytische Chemie 1900).

50. Kükenthal, W. «Pfeilgift der Kajan» (Abhandlungen, herausgegeben von der Senkenburgischen Naturforschenden Gesellschaft. XXII. 1896, 283).
51. van Leent: «Pfeilgifte der Dajakvölker auf Borneo» (Journal de Pharm. et de Chimie, 4., Serie III. 1880, 98).
52. Leschenault: «Strychnos Tieuté et Antiaris toxicaria» (Annales du Muséum national d'histoire naturelle. XVI 1810, 459).
53. Lewin, L.: «Die Pfeilgifte, histor. u. physiologische Untersuchungen.» Berlin 1894.
54. — «Über Pfeilgifte.» Vortrag: geh. in d. Berliner Ges. f. Anthropologie und Ethnologie (Zeitschr. f. Ethnologie 1894, 271).
55. Malbec & Bourgeois: «Les flèches et les armes empoisonnées» (Revue de l'Ecole d'Anthropologie de Paris 1900. III, V., VI., 110).
56. Mannskopf: «Das javanische Pfeilgift Upas tieuté» (Medizinische Wochenschr. XII., 30., 31. Wien 1862).
57. Martius, E. W.: «Gesammelte Nachrichten über den Makassarischen Giftbaum.» Diss. Erlangen 1792.
58. Mulder, G. J.: «Chemische Untersuchungen des Javanischen Upas-Giftes» (Poggendorfs Annalen der Physik und Chemie. II. Reihe 14. 1838, 414).
59. Müller, S.: «Bijdragen tot de Kennis van Sumatra.» Leiden 1846. II., 251.
60. Newbold: «Pfeilgifte von Malakka» (Jahresb. d. Pharm. 1886, 416).
61. — «Derris elliptica» (Pharm. Journ. and Trans. 1891 [3]. XXI., 559).
62. Nieuhoff: «Gedenkwærdige zee-en landreize na den Oost-Indien 1862», 217.
63. Oesterle: «Studien über Guttapercha» (Arch. d. Pharm. 1892, 644).
63a. O'Shaughnessy: «Upas» und «Upas antiar» cit. nach Balfour, Edw.: Cyclopædia of India, 3 ed. London 1885. Vol. III, 974.
64. Pelletier & Caventou: «Mémoire sur un nouvel Alcali végétal (la Strychnine), trouvé dans la fève de St. Ignace, la noix vomique etc.» (Annales de Chim. et Physique t. 10, 1818, 142).
65. — «Upas Tieuté» (Annales Chim. et Phys. XXVI. 1824, 44).
66. Pleyte, C. M.: «The Sumpitan and bow in Indonesia» (Internationales Archiv für Ethnographie. Bd. IV, 1891).
67. — «Die Mentawai-Inseln und ihre Bewohner» (Globus. Illustrierte Zeitschr. f. Länder- und Völkerkunde 1901. No. 1, 1).
68. Piso, W.: «De Indiæ utriusque re Naturali et Medica.» 1651.
69. Ransom: «Strychnos Igatii Berg» (Pharm. Journ. and Trans. 1894, 139).
70. Ratzel: «Völkerkunde.» I. Aufl. 1887, Bd. II.
71. Reber, Burkhard: «Pongamia glabra» (Le Progrès, Genève 1889, 245).
72. Richter, A.: «Vergleichende anatomische Untersuchung über Antiaris und Artocarpus» (Math. u. naturwiss. Ber. aus Ungarn. Bd. XIII. Budapest 1897).
73. Ridley: «Flora of Singapore» (Journ. of the Straits Branch of the Royal Asiatic Society. No. 32. Jan. 1900).
74. — «Malay Plant Names» (Journ. of the Straits Branch of the Royal Asiatic Society. No. 30. 1899, 31—281).
75. Rosenthal: «Synopsis Plantarum diaphoricarum.» Erlangen 1862.
76. Roth, H. Ling: «The sumpitan and other poison» (Natives of Sarawak and British North Borneo. II., 184).
77. Rumphius, Georgius Everardus: «Herbarium Amboinense.» II., 265).
78. Santesson, H. & C. G.: «Über das Pfeilgift der wilden Stämme von Malakka» (Arch. d. Pharm. 1893, 591).

79. Sauvan, M. L.: «Die Lokalisation der aktiven Prinzipien in den Loganiaceen» (Jahresb. d. Pharm. 1896, 133. Original im Journal de Botanique 1896).
80. Schneider, G.: «Über den Fischfang auf Sumatra mit der Tuba-Wurzel» (Schweiz. Fischereizeitg. 1893, 160).
81. Schouten, Wouter: «Aanmerkelijke Voyagie gedaan naar Oost-Indie.» Amsterdam 1676. III Book, 153.
82. Schultze, O.: «Upas Tieuté» (Arch. f. Anatomie. V. 4., 498).
83. Schurtz: «Katechismus der Völkerkunde» 1893.
84. Sibree, James: «Madagaskar» 1881.
85. Siebold, H. v.: «Pfeilgift der Ainos» (Zeitschr. f. Ethnologie, Organ der Berliner Ges. f. Anthropologie, Ethnologie und Urgeschichte 1878, 431).
86. Sillevoldt, Hendrik, Eliza, Theodorus: «Über das Derrid und das Pachyrhizid.» Diss. Marburg 1899.
87. Solereder: «Systematische Anatomie der Dicotyledonen» 1899.
88. Stevens, Hrolf, Vaughan: «Über Pfeilgifte der mal. Halbinsel» (Veröffentlichungen aus dem Museum für Völkerkunde zu Berlin. II. 1892, 102).
89. Stockmann, R.: «Physiolog. Versuche mit malayischen Pfeilgiften» (Pharm. Journ. u. Trans. 1893, 495, 945.
90. — «Malayan arrow poison» (Pharm. Journ. and Trans. 1894 [3]. XXIV., 561).
91. Thomson, J. T.: Remarks Singapore «On the Sletar and Sabimba Tribes» (Journ of Ind. Archip. I. 1847, 346).
92/93. Vogel, H.: «Die malayischen Pfeilgifte» (Apothekerzeitg. 1897, 781.)
94. Vordermann: «Pangium edule» (Pharm. Zeitg. 1891, 711).
95. de Vry & Ludwig: «Chem. Untersuchungen des Milchsaftes der Antiaris toxicaria» (Sitzungsb. d. K. K. Akademie d. Wissenschaften. Bd. LVII. II. Abt. Wien 1868, 60).
96. Wadell, L. A.: «Note on the poisoned arrows of the Akes» (Journal of the Anthropological Institut. XXIV. 1891).
97. Weigt, Max: «Pharmakognostische Studien über Rabelaisiarinde und Philippinisches Pfeilgift.» Diss. Erlangen 1895.
98. Wiesner: «Rohstoffe des Pflanzenreichs.» 2. Aufl. Bd. 1, 1900.
99. Wood: «Natural history of Man.» Vol. II.
100. Wray, L. jun.: «Ipoh-poison of the Malay-Penninsula» (Pharm. Journ. and Transactions [3]. XXI. Febr. 1891, 761 und XXI. 1892, 476. Origin. in Kew Bulletin 1891, 25, 259).
101. — «Derris elliptica, das malayische Fischgift» (Pharm. Journ. and Trans. 1892, No. 1152, 62).
102. — «Antiaris toxicaria» (Pharm. Journ. and Trans. 1892, 613).
103. Unbekannter Autor: «Beschriiving der Stad Batavia, Loofstad van Nederlandsch Oost-Indie», 1782.
104. — «The Colonial and Indian Exhibition at South Kensington» (Pharm. Journ. and Trans. [3]. XVII. 5. 1886).

Anmerkung: Die im Arch. f. experimentelle Pathologie und Pharmakologie 1901, Band 45 S. 137 ff. von Boehm veröffentlichten Arbeiten über Antiarin sind erst beim Abschluss der Korrektur dieser Arbeit erschienen und konnten daher nicht mehr berücksichtigt werden.

Erklärung der Abbildungen.

Tafel I.

Fig. 1—3. Pfeile von Tapah (Perak), aus dem Köcher (Tafel III, Abbildung 5) der Sammlung Prof. Dr. Martin, Zürich.

Fig. 4—12. Pfeile von Celebes aus der Sammlung Dr. F. und P. Sarasin, Basel.
11 und 12 natürliche Grösse der Spitzen von 8 und 9,
4—6 vergl. Kapitel IX, III., 20/21,
7 » » IX, III., 24,
8, 9, 11, 12 » » IX, III., 22/23,
10 » » IX, III., 25.

Tafel II.

Fig. 1. Spatel aus Süd-Selangor aus der Sammlung Prof. Dr. Martin, Zürich (vergl. Kapitel IX, II., 13).

Fig. 2. Spatel der Orang Senoi auf der Malayischen Halbinsel, aus dem Museum für Völkerkunde, Berlin.

Fig. 3. Spatel von einer Ansiedlung in den Bergen von Tapah im südlichen Selangor, aus der Sammlung der «Geographisch-ethnographischen Gesellschaft Zürich» (vergl. Kapitel IX, II., 11).

Fig. 4. Spatel der Orang Sakai in Perak; in ein Palmblatt gehüllt, aus der Sammlung Prof. Dr. Martin (vergl. Kapitel IX, II., 17).

Fig. 5. Pfeilgift von Borneo, in ein Palmblatt gewickelt, aus der pharmakognostischen Sammlung Zürich (vergl. Kapitel IX, IV., 6).

Tafel III.

Fig. 1 und 2. Bambusbüchsen von den Bergen von Tapah im südlichen Selangor, aus der Sammlung der «Geographisch-ethnographischen Gesellschaft in Zürich» (vergl. Kapitel IX, I., 12 und 14).

Fig. 3. Bambusbüchse von Central-Sumatra, aus einem Köcher der Sammlung G. Schneider, Basel (vergl. Kapitel IX, I., 10).

Fig. 4. Kleines Rohrdöschen von Südost-Borneo, aus dem Rijks-Museum in Leiden (vergl. Kapitel IX, I., 1).

Fig. 5. Köcher der Orang Sakai (Perak), aus der Sammlung Prof. Dr. Martin, Zürich (vergl S. 33).

Fig. 6. Inhalt des Köchers No. 7: Katzenpelz mit vergifteten Pfeilen. Letztere in ein Palmblatt gewickelt (vergl. S. 34).

Fig. 7. Köcher von West-Borneo, aus der Sammlung für Völkerkunde des Museums in Basel (vergl. S. 34).

TAFEL I

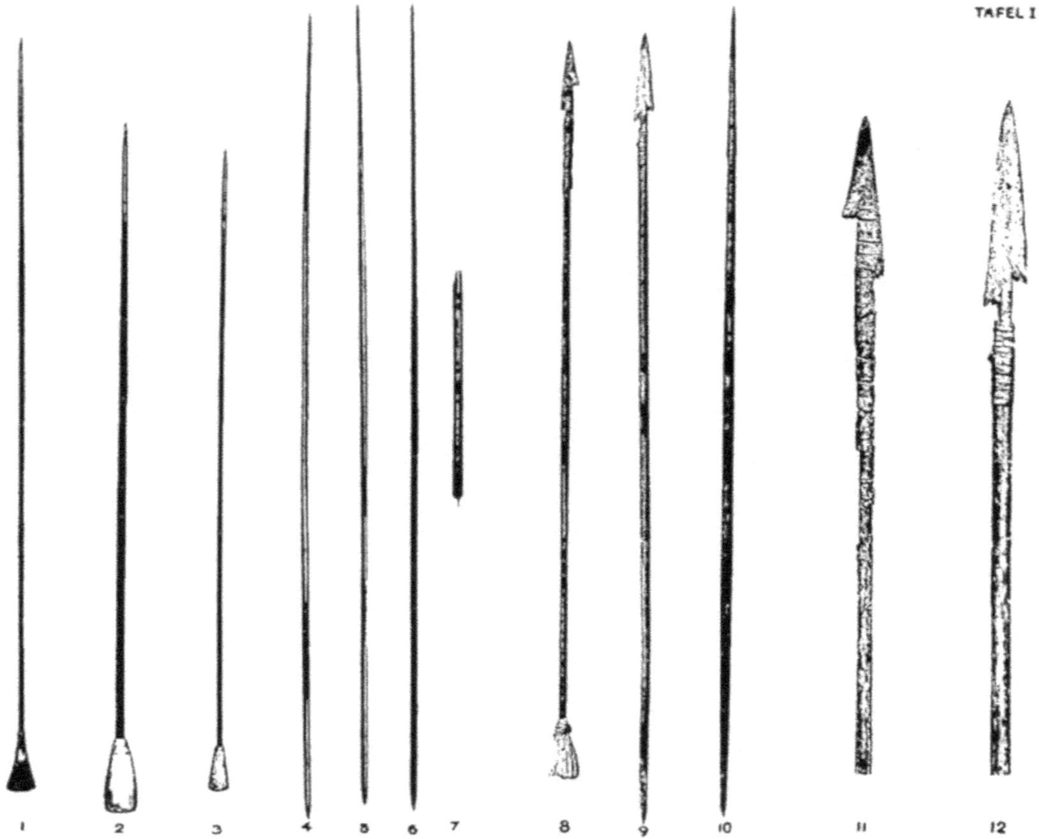

TAFEL II

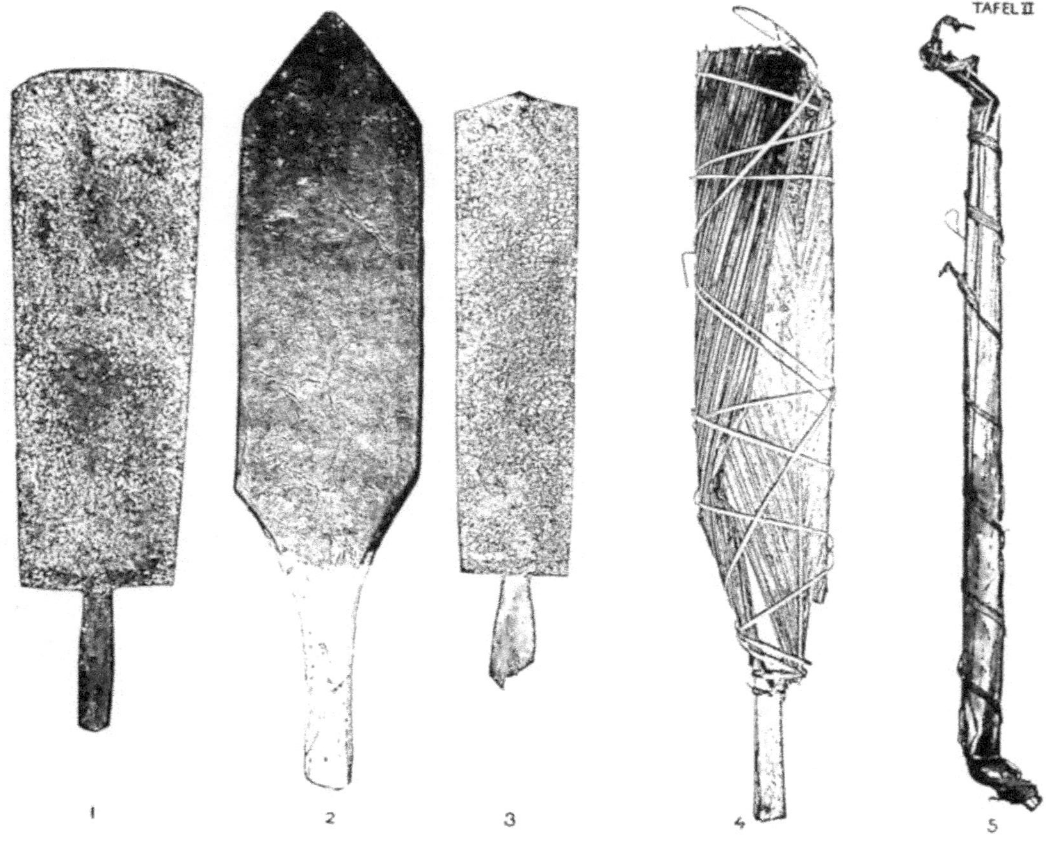

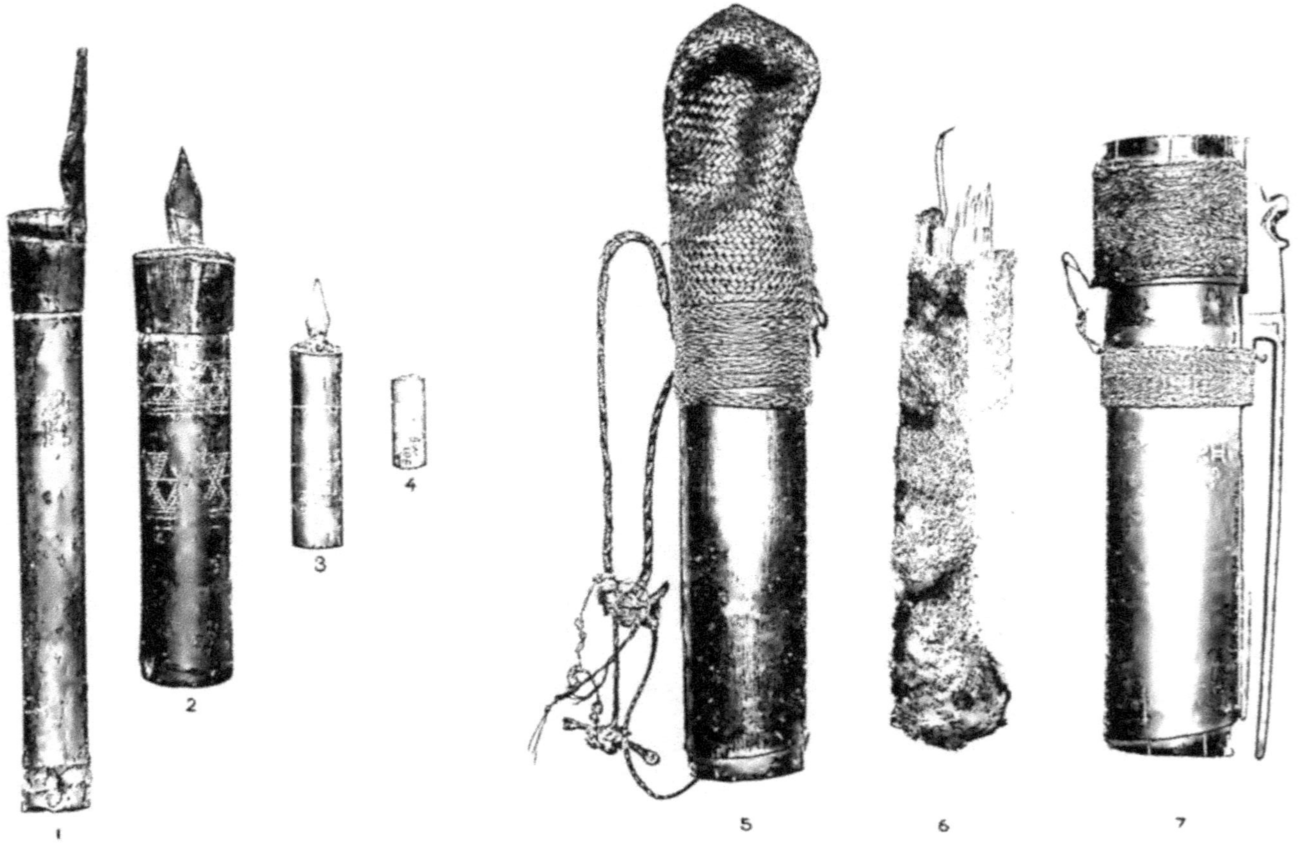
1
2
3
4
5
6
7

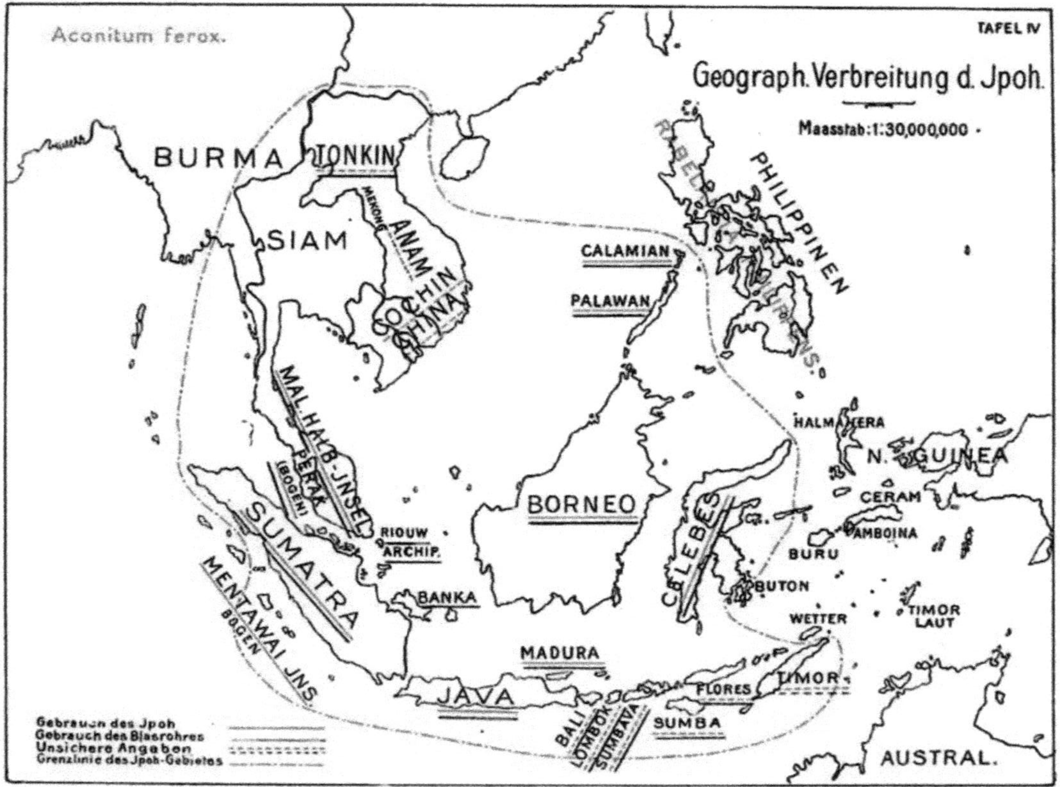
TAFEL IV
Geograph. Verbreitung d. Jpoh.
Maasstab: 1:30,000,000.
Aconitum ferox.
BURMA
TONKIN
SIAM
MEKONG
ANAM
COCHIN CHINA
MAL. HALB-JNSEL
PERAK
(BOGEN)
SUMATRA
MENTAWAI JNS.
BOGEN
RIOUW ARCHIP.
BANKA
CALAMIAN
PALAWAN
PHILIPPINEN
BORNEO
CELEBES
HALMAHERA
N. GUINEA
CERAM
AMBOINA
BURU
BUTON
WETTER
TIMOR LAUT
MADURA
JAVA
BALI
LOMBOK
SUMBAVA
SUMBA
FLORES
TIMOR
AUSTRAL.
Gebrauch des Jpoh
Gebrauch des Blasrohres
Unsichere Angaben
Grenzlinie des Jpoh-Gebietes
HOFER & Co. ZÜRICH

www.ingramcontent.com/pod-product-compliance
Lightning Source LLC
Chambersburg PA
CBHW021943220326
41599CB00013BA/1666
* 9 7 8 3 9 5 5 6 2 2 4 0 4 *